KALASHATRA GOVINDA

TANTRA MASSAGE

Die stimulierende Kraft
erotischer Berührung

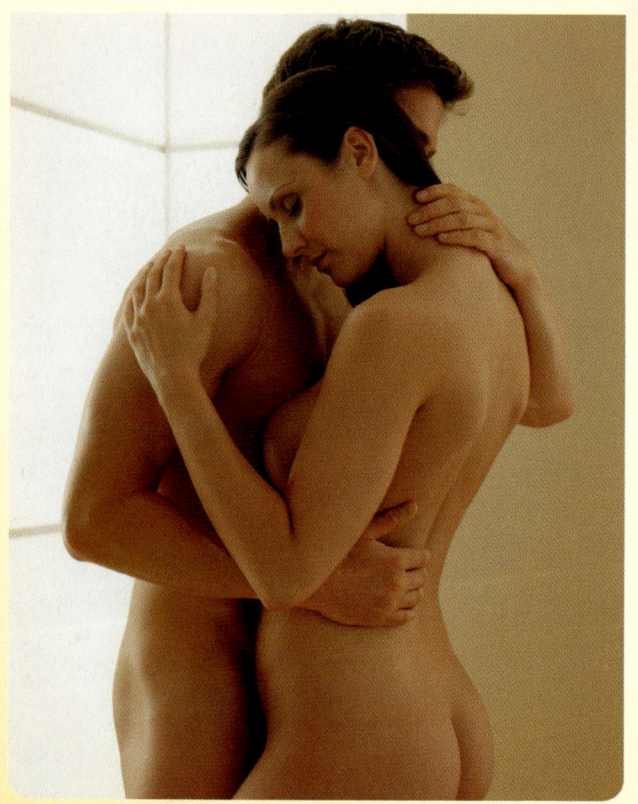

Inhalt

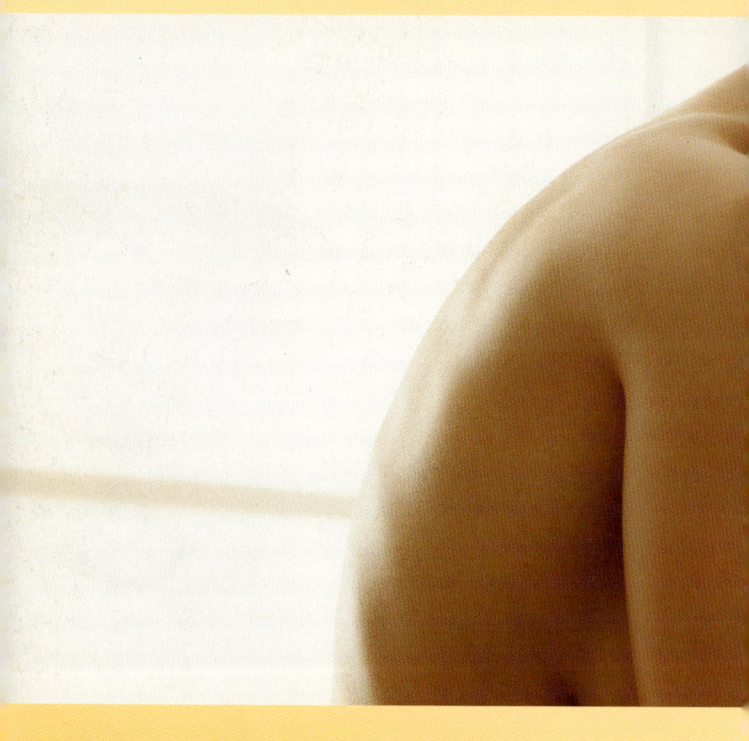

Die Ursprünge
der Tantra-Massage

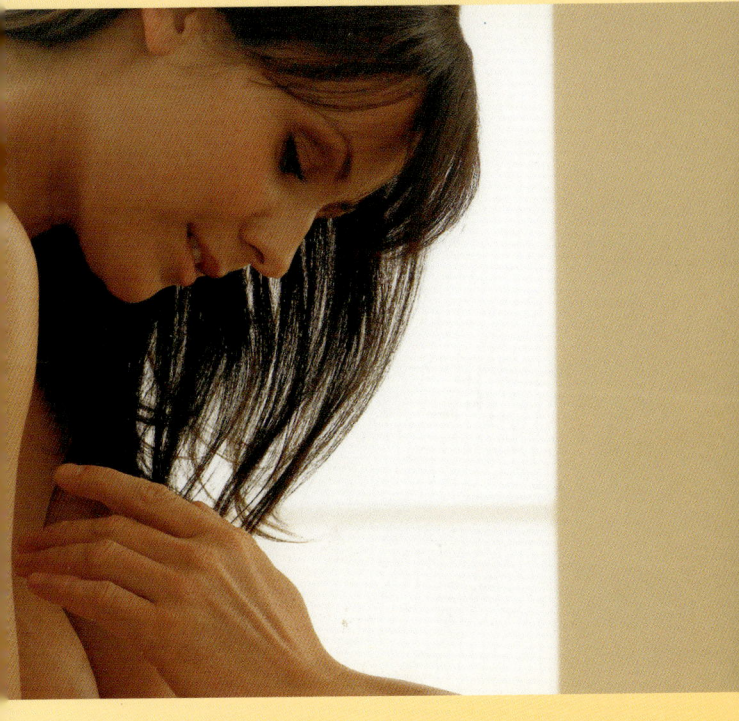

Die altindische Kunst der Tantra-Massage lädt Sie dazu
ein, gemeinsam mit Ihrem Partner auf eine spannende
Entdeckungsreise zu gehen und dabei Liebe, Lust und
Erotik inniger und intensiver als je zuvor zu erleben.

Was Sie **über die Tantra-Massage** wissen sollten

Seit einiger Zeit findet Tantra auch hierzulande eine zunehmende Zahl von Anhängern. Doch auch wenn immer öfter Tantra-Kurse angeboten werden – die fernöstliche Liebeskunst ist für viele nach wie vor ein Buch mit sieben Siegeln. Sicher wird es jedoch nicht mehr lange dauern, bis auch Tantra ähnlich beliebt sein wird wie etwa Yoga, da Tantra dem westlichen Menschen sehr viel zu bieten hat.

Es versteht sich, dass die klassischen indischen Lehren an westliche Verhältnisse angepasst werden müssen, um praktikabel zu sein und ihre Wirkung zu entfalten. Täglich komplizierte Yogastellungen und schwierige Atemtechniken zu üben ist für den westlichen Menschen nicht sinnvoll. Trotzdem schwören viele

Illustrationen aus einem indischen Album zur Liebeskunst des Tantrismus (18./19. Jh.)

Menschen – gerade aus den westlichen Kulturen – auf Yoga, da schon kurze, einfache Übungsprogramme neue Energie schenken, den Körper jung halten und den Geist entspannen. Auch Tantra muss mit den westlichen Bedürfnissen und Möglichkeiten in Einklang gebracht werden. Vor allem die Tantra-Massage bietet dafür einen geradezu idealen Einstieg:

✸ Sie ist leicht erlernbar.

✸ Sie kann von jedem Paar völlig problemlos angewendet werden – unabhängig vom Alter der Partner, von ihrer Religion oder der Dauer ihrer Beziehung.

✸ Sie kann auch dann durchgeführt werden, wenn man nur wenig Zeit hat – obwohl es besser ist, sich Zeit zu nehmen.

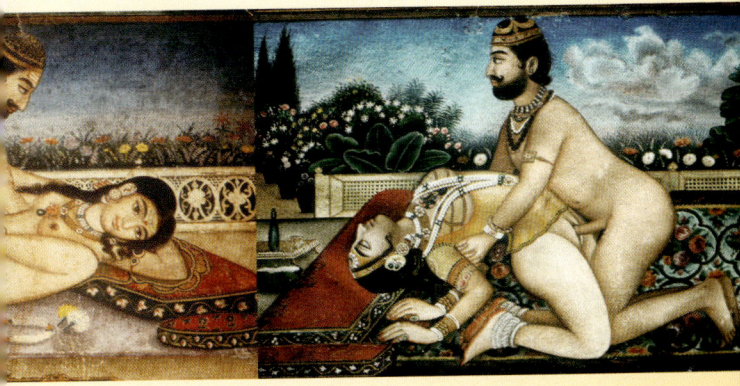

✱ Die Tantra-Massage ist eine wunderbare Vorbereitung für die sexuelle Vereinigung – kann aber auch unabhängig davon genossen werden.

Massage – die Urform der Therapie

Zunächst einmal ist die Tantra-Massage eine Form der Massage – eine Be-*hand*-lung also. Dabei ist ein Partner der Gebende und der andere der Empfangende. Die heilende Berührung gehört zu den ältesten Behandlungsweisen überhaupt. Weltweit haben sich die unterschiedlichsten Arten von Massagen entwickelt – einige von ihnen sind bereits mehrere Jahrtausende alt.

Im alten Ägypten waren Massagen mit aromatischen Salben schon zu Zeiten der Pharaonen beliebt. Neben Ganzkörpermassagen kannte man bereits damals einfache Formen der Fußreflexzonenmassage sowie sexuell anregende Massagen. In Europa waren es die Griechen, die als Erste aphrodisische Massagen einsetzten. In Griechenland galt Aphrodite als Göttin der Lust, Sinnlichkeit und Liebe sowie als Kennerin sexuell anregender Pflanzen. Bei den Griechen – ebenso wie später bei den Römern – wurde die Erotik in vielerlei Varianten gepflegt: so auch in Form von Massagen.

Doch auch in der Heilkunst genossen Massagen hohes Ansehen: Bereits Hippokrates etwa, der Urvater der Medi-

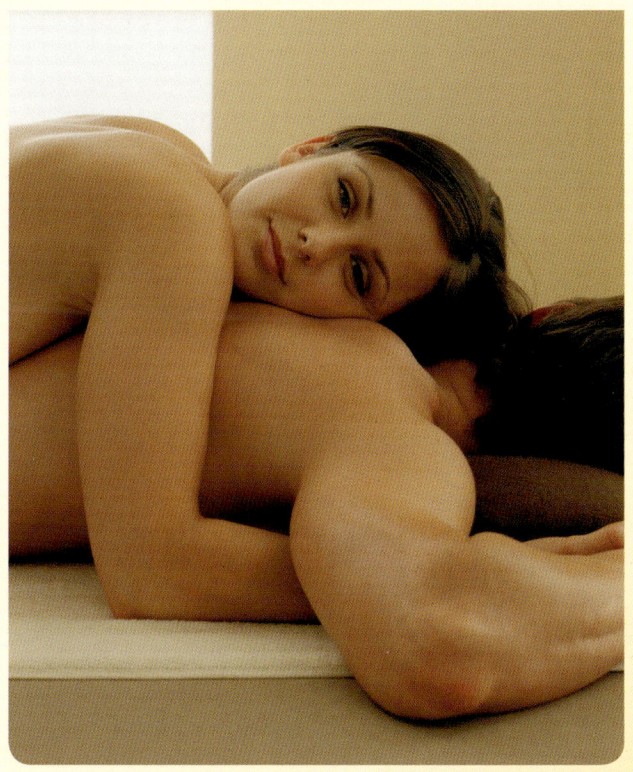

Mit der Tantra-Massage eine neue Form der Innigkeit erleben

zin, empfahl den Ärzten der Antike, die »Kunst des Reibens zu erlernen«. Zu den Massageformen, die im Westen heute besonders verbreitet sind, gehören die schwedische Massage sowie die Bindegewebs- und die Fußreflexzonenmassage. Während Massagen in Thailand und vielen Gegenden Indiens zum täglichen Leben gehören und vor allem dem Wohlbefinden dienen, werden Massagen im Westen meist zu therapeutischen Zwecken eingesetzt. Eine Ausnahme bildet die erotische Partnermassage, die gewisse Ähnlichkeiten zur Tantra-Massage aufweist, wenngleich der spirituelle Aspekt dabei nur selten eine Rolle spielt.

Das Besondere an der Tantra-Massage

Im Gegensatz zu den meisten westlichen Massageformen dient die Tantra-Massage nicht in erster Linie der Linderung von Beschwerden. Selbstverständlich stärken auch Tantra-Massagen das Immunsystem und regen den Lymphfluss an. Doch die heilenden Wirkungen beziehen sich im Tantra vor allem auf das Heil-Werden der Liebenden in ihrer gegenseitigen Beziehung.

Bei der Tantra-Massage geht es um den geistigen Aspekt der Erotik und um Vertrauen. Und es geht darum, die sexuelle Lust zu entfalten und blockierte Energien zu befreien. »Energie« ist in der Tantra-Massage ein Schlüsselbegriff. Das verwundert nicht, da alle fernöstlichen Massage- und

Heilmethoden sich seit je intensiv mit dem Phänomen der Lebensenergie – in Indien als Prana bezeichnet – beschäftigen. Was also unterscheidet die Tantra-Massage praktisch von anderen Massageformen? Das Besondere an der Tantra-Massage lässt sich in einigen einfachen Prinzipien zusammenfassen, die nachfolgend erläutert werden.

Verwandeln Sie die Massage in ein Ritual!

Tantra-Massagen sollten nach einem festen Ablauf durchgeführt werden. Dabei gilt es, einige Spielregeln einzuhalten. Das betrifft nicht die Technik der Massage – da können Sie ruhig Ihrer Intuition vertrauen –, sondern vielmehr die Gestaltung der Atmosphäre.

Machen Sie jede kleine Massagesitzung zu einem Ritual. Rituale bieten Ihnen die Chance, den Alltag hinter sich zu lassen und ganz bei sich sowie Ihrer oder Ihrem Liebsten anzukommen. Sie schenken den nötigen Abstand, um die Aufmerksamkeit auf das Wesentliche lenken zu können. Gerade in der Partnerschaft sind Rituale wichtig, da sie Geborgenheit geben und Nähe schaffen.

Ein Ritual durchzuführen bedeutet übrigens nicht, dass Sie etwas Verrücktes tun müssen – im Gegenteil: Es sind ganz einfache Dinge, die aus alltäglichem Tun bewusste und feierliche Handlungen machen. Oft genügt es, sich einen festen Zeitraum zu reservieren, in dem Sie mit Ihrem Partner unge-

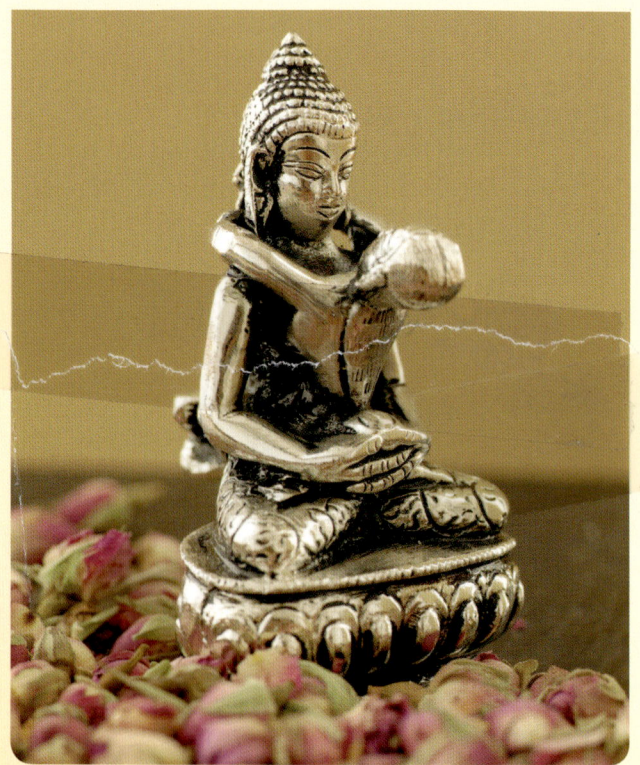

Tantra-Massage – ritualisierte Form der erotischen Begegnung

stört sind. Noch besser ist es aber, eine feierliche, tantrische Atmosphäre zu schaffen, beispielsweise durch angenehme Düfte, schöne Farben, einige Blumen und leise Musik. Tantra ist im Grunde nichts anderes als eine ritualisierte Form der erotischen Begegnung. Jede Tantra-Massage lädt Sie und Ihren Partner dazu ein, Zärtlichkeiten und Berührungen zu pflegen, indem Sie ihnen einen rituellen Rahmen geben.

Zulassen statt Machen

Verabschieden Sie sich von dem Gedanken, dass Sie bei der Tantra-Massage etwas »machen« müssen. Natürlich werden Sie später noch genaue Anleitungen für die Massage bekommen – doch diese dienen vor allem der Orientierung; es sind nur Anregungen, die Ihnen dabei helfen, in Ihre eigene Massage hineinzufinden. Hineinfinden, Loslassen und Zulassen – darum geht es. Auf Leistung oder gar Perfektion kam es im Tantra noch nie an.

Wenn Sie sich ganz auf sich selbst und Ihren Partner konzentrieren und den Dingen ihren Lauf lassen, werden Ihre Hände ganz von selbst die richtigen Stellen finden. Viel wichtiger als das, was Sie tun, ist nämlich, wie Sie es tun. Idealerweise wird die Tantra-Massage zu einer Meditation zu zweit. Dazu ist es nötig, die Wahrnehmung nach innen zu richten: Was spüren Sie? Welche Gefühle tauchen auf? Was geschieht mit Ihrem Atem, während Sie massieren oder massiert werden?

Die Kunst der Tantra-Massage besteht darin, entspannt zu bleiben, die Aufmerksamkeit vollkommen auf das Hier und Jetzt zu lenken und für alles offen zu sein, was in Ihnen und in Ihrem Partner vorgeht.

Lassen Sie die Energie fließen

Die Tantra-Massage hilft dabei, blockierte Energie zu befreien. Bereits durch einfache Massagegriffe können Sie die Lebensenergie Ihres Partners ausgleichen oder seine sexuellen Energien wecken, die laut Tantra im Beckenboden ruhen. Dazu müssen Sie weder Chakras auswendig lernen noch Meridiane oder andere Energiebahnen studieren: Es genügt völlig, sich beim Massieren darüber im Klaren zu sein, dass Tantra-Massagen nicht zuletzt auch eine Form des Energieaustauschs sind.

Machen Sie Ihre Tantra-Massage zu einer Meditation zu zweit.

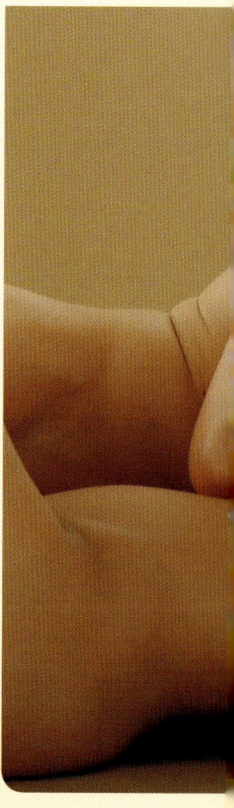

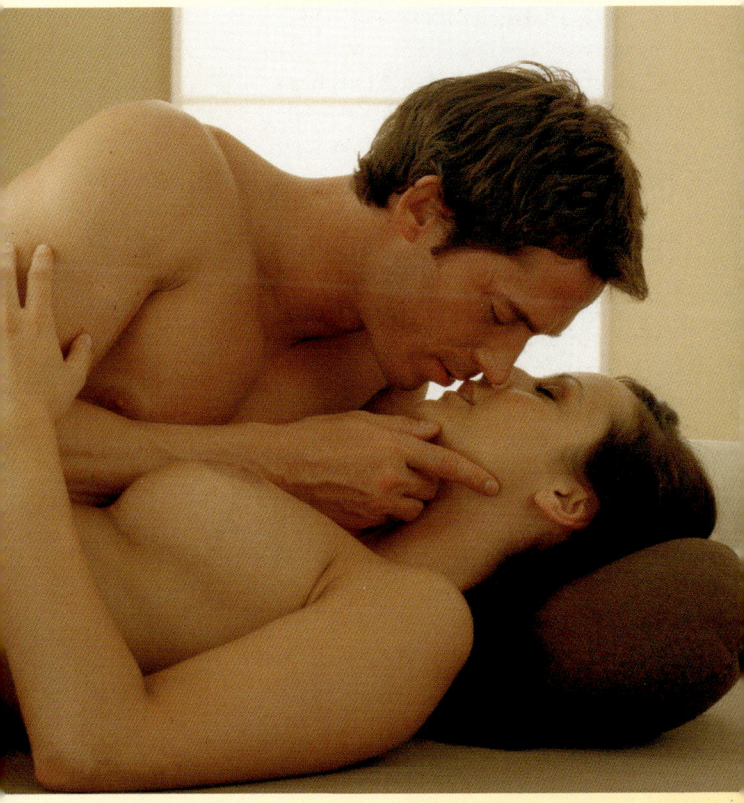

Energie – oder Prana – ist lebenswichtig. Ohne Energie können wir weder lieben noch wachsen. Müdigkeit, Erschöpfung, Gereiztheit und körperliche Beschwerden sind Anzeichen dafür, dass unser Energiefluss gestört ist.

Energieblockaden können aber nicht nur im Einzelnen, sondern auch innerhalb der Partnerschaft auftreten. Bei Verliebten fließt die Energie vollkommen frei. Mit fortschreitender Dauer der Beziehung gestaltet sich das häufig schwieriger: Streitigkeiten, mangelndes Verständnis, Unaufmerksamkeit oder Stress stören den Energiefluss zwischen Mann und Frau. Die bewusste, liebevolle Berührung ist der Schlüssel, der verschlossene Türen zwischen Paaren schnell wieder öffnen kann. Gerade während der Tantra-Massage strömt Energie ständig von den Händen zur Haut und von Herz zu Herz. Mit etwas Übung können Sie mit den Energien zu spielen beginnen. Als Massierender werden Sie spüren, was Ihr Partner braucht. Ist er müde und erschöpft, können Sie ihn dynamischer behandeln und etwas mehr Druck ausüben. Steht Ihr Partner hingegen unter Hochspannung und hat er zu viel negative Energie angestaut, sollten Sie ihn besonders sanft und entspannend massieren.

Optimal wäre es, wenn beide Partner nach der Massage frisch und voller Energie sind, denn das ist ein sicheres Zeichen dafür, dass es zwischen beiden zu einem harmonischen Austausch der Energien gekommen ist.

Der spirituelle
Hintergrund

Alte Zeugnisse tantrischer Lebenslust finden wir in den Ruinen indischer Tempel, beispielsweise in den Überresten des Sonnentempels in Konarak. In zahlreichen erotischen Stellungen wird dort das Liebesspiel zwischen männlichen und weiblichen Gottheiten gezeigt.

Der Ursprung des Tantra geht auf die ersten Hochkulturen der matriarchalisch geprägten Zivilisation zurück und ist viele Jahrtausende alt. »Tantra« ist ein Sanskrit-Begriff, der mit Gewebe oder Zusammenhang übersetzt werden kann, sich ursprünglich jedoch auf die Tantras – eine hinduistische Literaturgattung – bezieht. In ihnen werden Gespräche zwischen der männlichen Gottheit Shiva und der Göttin Parvati, die eine Personifizierung Shaktis ist, beschrieben. Es geht in diesen Dialogen vorwiegend um geheime Rituale, die dazu dienen, Sinnlichkeit und Sexualität auf eine göttliche Stufe zu heben.

Zu den wohl bekanntesten Tantra-Schriften zählt das Kamasutra, das um das 4. Jahrhundert n. Chr. entstand und sich – ebenso wie andere Tantras – gegen die orthodoxe Autorität der damaligen indischen Gesellschaft wandte, indem es mit sexuellen Tabus brach und die gesellschaftliche Vorherrschaft des Mannes infrage stellte.

Tantra bekennt sich seit alters her zur Gleichberechtigung zwischen Mann und Frau. Mehr noch: Tantra verehrt die göttliche Urmutter Shakti als Schöpferin des Lebens. Die Rückbesinnung auf das Weibliche brachte den Tantra-Anhängern zahlreiche, vor allem männliche, Feinde ein, was auch der Grund dafür ist, dass die Rituale unter strenger Geheimhaltung zelebriert wurden.

In seiner weiteren Geschichte wurde Tantra sowohl vom Buddhismus als auch vom chinesischen Daoismus beeinflusst.

In seiner klassischen Form wird der Tantrismus heute nur noch in wenigen Teilen Indiens gepflegt. Inzwischen hat sich jedoch eine zeitgemäße, westlich beeinflusste Tantra-Kultur gebildet. Unabhängig von der jeweiligen Schule sind viele Säulen der ursprünglichen Lehre dabei mehr oder weniger erhalten geblieben. Dazu gehören die Folgenden:

* Ritualisierung der Erotik und Sexualität
* Entfaltung der Sinnlichkeit durch den Geschmackssinn, Düfte und Berührungen
* Meditative Grundhaltung
* Steigerung sexueller Energien
* Verfeinerung des Körperbewusstseins und Entwicklung der Chakras, der Kraftzentren im Menschen

Shakti und Shiva

Im Tantra geht es letztlich um die Vereinigung zwischen Mann und Frau – jedoch weniger im biologischen als vielmehr im spirituellen Sinne. Die Gottheiten Shakti und Shiva verkörpern den weiblichen und männlichen Pol. Shakti entspricht der Mondenergie, Shiva der Sonnenenergie. Ebenso wie Yin und Yang ergänzen sich Shakti und Shiva im ewigen Wechselspiel.

Shakti – die »Mutter aller Dinge«

»Shakti«, das Sanskrit-Wort für Kraft, steht im Tantra für das weibliche Urprinzip, die höchste Göttin. Dank der Shaktis, der von männlichen Gottheiten ausgesendeten Energien, erschuf sie das ganze sichtbare Universum.

Shakti ist dementsprechend die Mutter aller Dinge und erscheint in der indischen Mythologie sowohl als Kali – die Zerstörerin – als auch als Parvati – die liebevolle und wohltätige Göttin der Sinnlichkeit. Shakti symbolisiert das Prinzip der ursprünglichen Lebenskraft. Vom Schöpfungsprozess müde geworden, ruht die weibliche Urenergie in Form der Kundalini – der Kraft der schlafenden Schlange – im Beckenboden, also im untersten Chakra.

Durch Tantra-Praktiken wie beispielsweise die Tantra-Massage kann die sexuelle Urkraft geweckt und somit auch die Basis für die weitere spirituelle Entwicklung geschaffen werden.

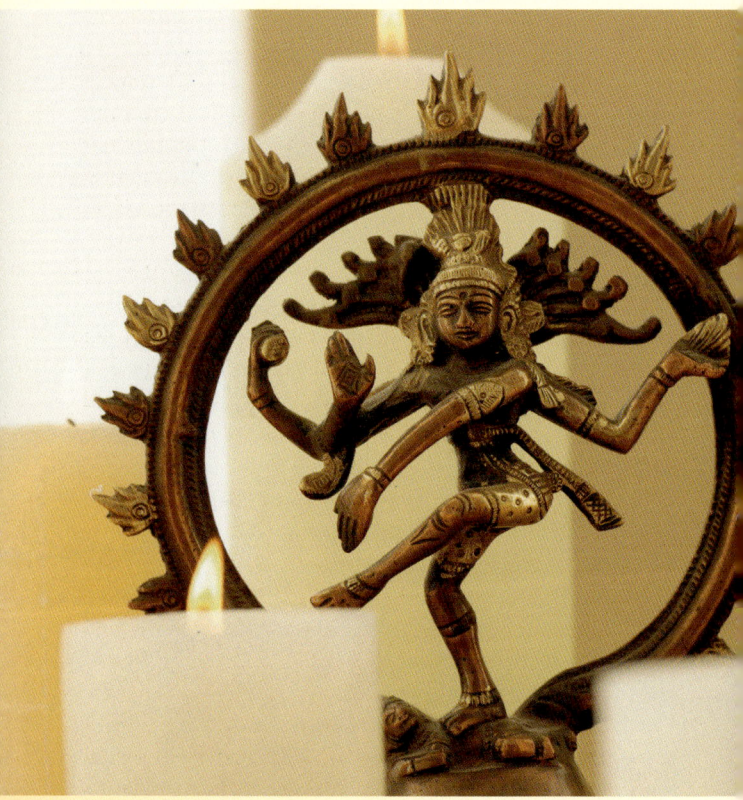

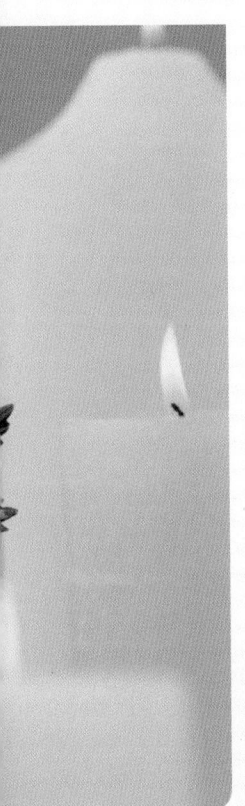

Shiva – die »Kraft des Männlichen«

»Shiva«, das Sanskrit-Wort für »der Gnä-
dige«, verkörpert die männliche Energie
und gilt im Hinduismus als allmächtiger
Herrscher der Welt. Im Tantra wird Shiva
als der aktive Pol der Erotik und Sexualität verehrt, ebenso als Herrscher über
den Tod und als Gott des Erwachens
und der Erkenntnis. Er repräsentiert das
kosmische Bewusstsein, das seinen Sitz
im obersten Chakra hat. So wie in jedem
Menschen die weibliche Urenergie Shakti
ruht, kann jeder Mensch auch Shiva und
somit das reine, göttliche Bewusstsein in
sich entwickeln.

Zu den bekanntesten Darstellungen
Shivas gehören Nataraja – der kosmische
Tänzer in Menschengestalt – sowie das
Lingam-Symbol, ein phallisch geformter
Kultstein.

*Shiva Nataraja, der König des Tanzes, tanzt
die Welt, ihre Rhythmen, ihre Entstehung
und ihren Untergang.*

Die sieben Chakras

Die Tantra-Massage ist im gleichen Maße eine erotische wie auch eine energetische Massage. Was die energetische Seite betrifft, so ist sie vor allem eine Form der Chakra-Massage, da bei der Tantra-Massage alle sieben Energiezentren (Chakras) im Menschen harmonisiert werden.

Sie können die Chakras auch ohne Vorkenntnisse behandeln. Besser ist es allerdings, sich mit einigen Grundinformationen zu den sieben Chakras (siehe S. 24f.) vertraut zu machen, da Sie Ihr Bewusstsein beim Massieren dann noch besser auf die Energie des jeweiligen Chakras einstellen können.

Die Chakras – Sanskrit für Wirbel oder Räder – sind Bewusstseinszentren, die zur menschlichen Aura gehören. Die sieben Chakras sind entlang der Wirbelsäule angeordnet, und ihre Energie beeinflusst unsere Organ- und Drüsenfunktionen genauso wie unsere Gefühle und Gedanken.

Jedes einzelne Chakra ist ganz konkreten körperlichen und seelischen Aspekten zugeordnet. Durch Yoga- und Atemübungen oder Tantra-Massage kann die Energie in den Chakras auf sanfte Weise angeregt und harmonisiert werden, was sich auf Körper, Seele und Geist heilsam auswirkt. Obwohl es bei der Tantra-Massage vor allem darum geht, die unteren Chakras und somit den Sitz der sexuellen Energien zu aktivieren, sollte man bei der Massage auch an die höheren Kraftzentren – vor allem an das Herz-Chakra – denken.

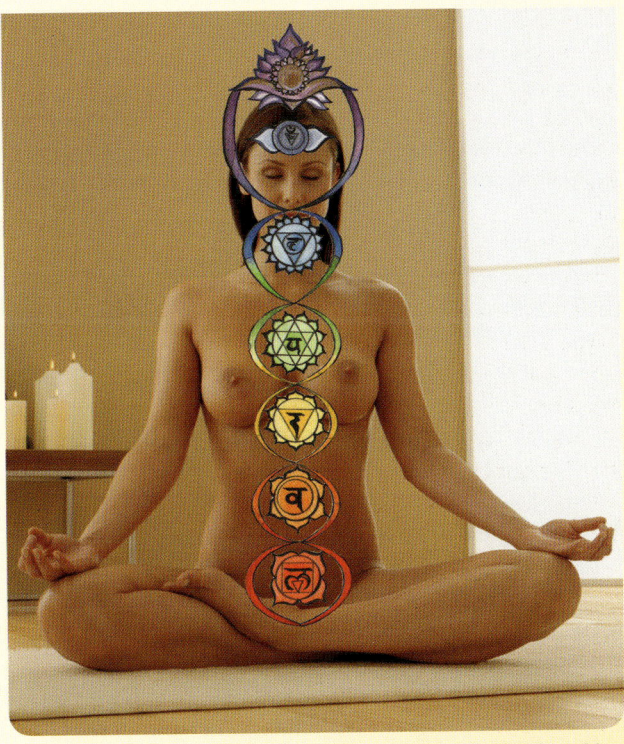

Die sieben Chakras, Bewusstseinszentren im Körper, durchstrahlen den ganzen Leib – vom Beckenboden bis zum Schädeldach.

Lage der Chakras
und zugeordnete Farben

Im Folgenden finden Sie eine Kurzübersicht über die Chakras und die ihnen zugeordneten Aspekte.

Das Basis-Chakra (Zentrum der Urenergie) wird mit der Farbe Rot assoziiert und liegt im Bereich des Beckenbodens am Steißbein.

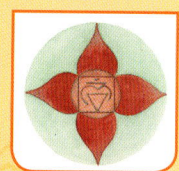

Das Sexual-Chakra (Zentrum der Sexualität) hat die Farbe Orange. Es befindet sich auf Höhe des Kreuzbeins, knapp oberhalb der Geschlechtsorgane.

Das Nabel-Chakra (Zentrum der Gefühle) wird in traditionellen Abbildungen gelb dargestellt. Es liegt etwas oberhalb des Magens im Bereich des Sonnengeflechts.

Das Herz-Chakra (Zentrum der Liebe) erscheint in der Farbe Grün. Es ist auf der Höhe des Herzens zu finden, jedoch in der Mitte der Brust.

Das Hals-Chakra (Zentrum des Austauschs) erstrahlt in einem hellen Blau. Es liegt im Bereich der Halswirbelsäule auf Höhe des Kehlkopfs.

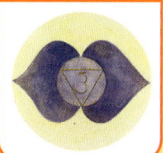

Das Stirn-Chakra (Zentrum der Weisheit), das auch als Drittes Auge bekannt ist, hat die Farbe Dunkelblau. Es liegt zwischen den Augenbrauen in der Mitte der Stirn.

Das Kronen- oder Scheitel-Chakra (Zentrum der Spiritualität) wird entweder weiß oder violett dargestellt. Es befindet sich direkt am höchsten Punkt des Kopfes.

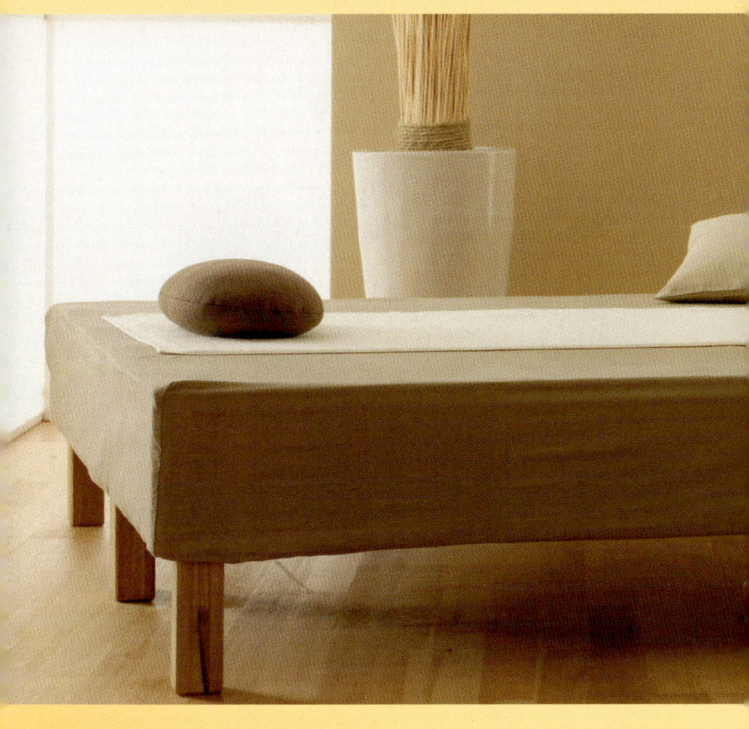

Erste Schritte:
Die Vorbereitung

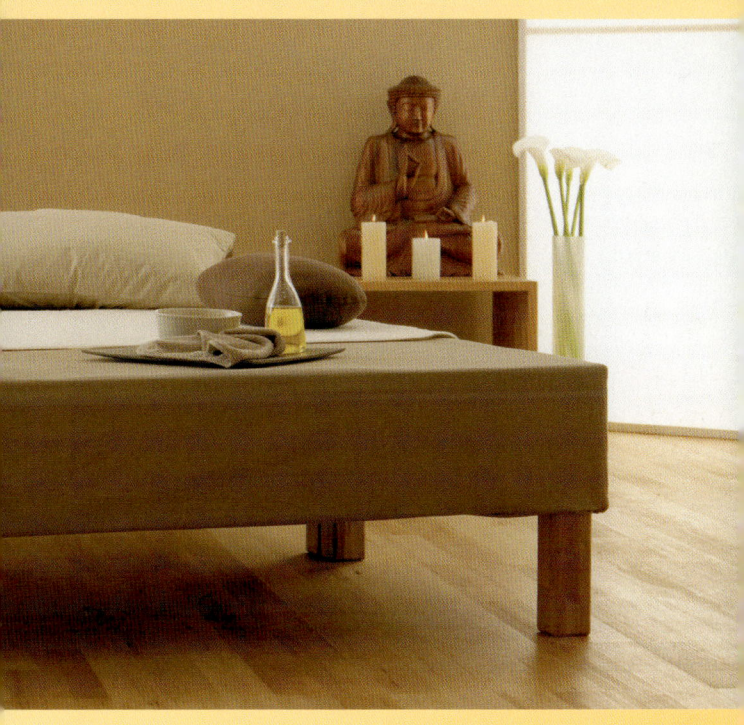

Bereits mit wenigen und einfachen Mitteln können Sie
eine erotische Atmosphäre zaubern und für Geborgenheit
und Harmonie sorgen. Auf diese Weise können Sie
und Ihr Partner tief in die Tantra-Massage eintauchen.

Raum für **Geborgenheit schaffen**

Im Tantra gehört bereits die Vorbereitung zum Ritual der Liebe. Für die Tantra-Massage gilt, dass die Einstimmung der erste und vielleicht wichtigste Schritt ist. Denn immerhin gibt er die Richtung für die ganze weitere Massagesitzung vor. Sie sollten die Tantra-Massage stets wie ein kleines, intimes Fest vorbereiten, damit Ihr Partner und Sie sich rundum wohl und geschützt fühlen können.

Mit nur wenigen Handgriffen können Sie jeden beliebigen Massageplatz in Ihren ganz persönlichen Tantra-Tempel verwandeln.

Dafür ist alles erlaubt, was beiden gefällt und den grauen Alltag durchbricht: Stellen Sie schöne Blumen auf, verwenden Sie aromatische Düfte, sorgen Sie für das richtige Licht. Wichtig ist nicht, dass alles perfekt ist, sondern dass Sie Ihrer Fantasie freien Lauf lassen.

»Wie man sich bettet, so liegt man« – das gilt erst recht für die Tantra-Massage, denn eine gute Vorbereitung ist nicht nur für das Liegen, sondern auch für das Lieben – und Massieren – wichtig. In den folgenden Abschnitten erfahren Sie,

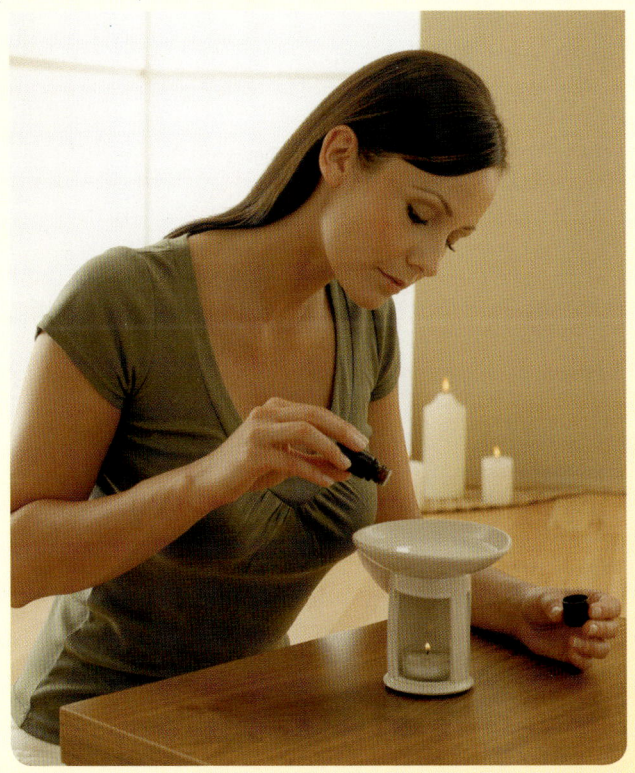

Besondere Düfte stimmen auf das intime Erleben ein.

* wie Sie den Raum gestalten und die Sinnlichkeit zu sich einladen,
* wie Sie sich selbst einstimmen können und
* welche Ölmischungen für Ihre individuelle Tantra-Massage besonders gut geeignet sind.

Ungestört sein

Entspannung und innere Ruhe sind die Grundvoraussetzungen für eine einfühlsame Massage, die beide Partner genießen können. Um sich innerlich entspannen zu können, benötigen Sie zunächst einmal äußere Ruhe.
Während der Tantra-Massage sollten Sie sich von nichts und niemandem stören lassen. Diese Zeit ist wirklich ganz allein für Sie und Ihren Partner reserviert – je weniger Ablenkung, desto besser. Störquellen wie Telefone und Türklingeln

Die innere Wärme, die aus dem Herzen kommt, ist im Tantra von großer Bedeutung.

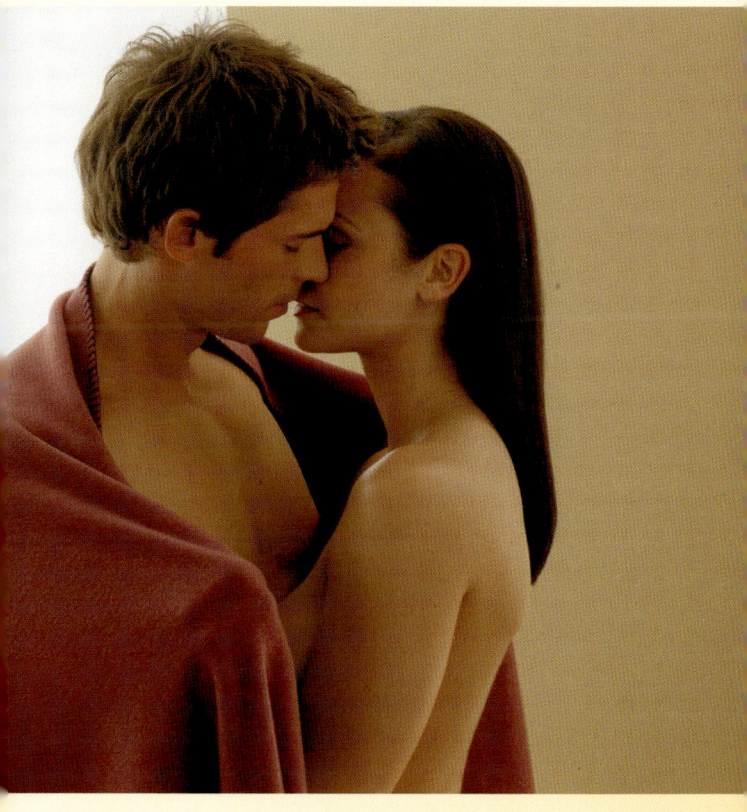

lassen sich leicht abstellen. Etwas schwieriger wird es, Mitbewohner – und dazu gehören natürlich auch Kinder – davon abzuhalten, inmitten einer erotischen Massage ins Zimmer zu platzen. Wählen Sie deshalb einen günstigen Zeitpunkt aus und schließen Sie vorsichtshalber die Tür ab.

Wohlige Wärme

Wärme ist im Tantra äußerst wichtig. Damit ist nicht nur die innere Wärme gemeint, die aus dem Herzen strahlt, sondern auch eine angenehme Raumtemperatur. Im Gegensatz zu den Durchschnittstemperaturen in Indien kann es in Mitteleuropa häufig sehr kalt werden. Umso wichtiger ist es, den Raum gut zu heizen.

Die ideale Temperatur für eine Massage liegt bei mindestens 22 Grad – da das Wärmeempfinden allerdings sehr subjektiv ist, sollten Sie ausprobieren, was Ihnen angenehm ist. Bedenken Sie, dass man bei der Massage unbekleidet ist – es dürfen also ruhig noch zwei bis drei Grad mehr sein.

In großen Räumen oder bei schlechter Heizung ist es wichtig, noch einige kuschelige Decken zur Hand zu haben. Damit sollten Sie die Körperteile bedecken, die Sie gerade nicht behandeln. Falls Ihr Partner leicht friert, ist das auch in warmen Räumen sinnvoll. Solange Sie dann beispielsweise Kopf oder Brust massieren, sollten Sie Beine und Bauch einfach zudecken.

Die richtige Unterlage

Achten Sie darauf, dass Sie ausreichende Bewegungsfreiheit haben, da Sie sich während der Massage um Ihren Partner herumbewegen und außerdem ab und zu die Position wechseln müssen.

Als Unterlage für Tantra-Massagen eignen sich beispielsweise Futons, japanische Bodenmatten, besonders gut. Sie besitzen die ideale Festigkeit. Zwei bis drei Futons aneinander gelegt ergeben eine schöne, große Massagefläche. Natürlich können Sie auch normale Matratzen auf den Boden legen. Im Bett zu massieren ist dagegen eher schwierig, da die meisten Betten zu klein und oft auch zu weich sind.

Am einfachsten und schnellsten geht es, zwei bis drei weiche Decken und ein großes Bettlaken auf einen dicken Teppich zu legen. Doch ganz gleichgültig, für welche Unterlage Sie sich entscheiden: Legen Sie auf jeden Fall noch ein bis zwei große Badehandtücher darauf, da während der Massage viel Öl verwendet wird.

Kissen, Farben, Blumen, Licht ...

Um einen gewöhnlichen Raum in einen kleinen Liebestempel zu verwandeln, brauchen Sie lediglich ein wenig Fantasie. Verwöhnen Sie sich und Ihren Partner mit einer farbenfrohen und sinnlich ansprechenden Umgebung. Schmücken Sie Ihren Massageraum mit farbigen Kissen, Decken und vielen

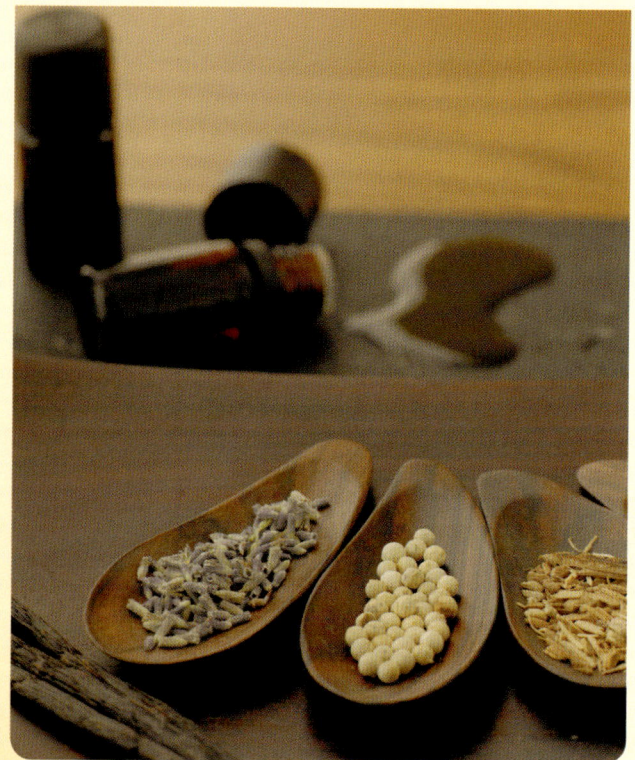

Duftende Kräuter und Gewürze wirken harmonisierend.

bunten Seidentüchern. Besonders geeignet dafür sind Rot-, Orange- und Gelbtöne, da sie eine aktivierende Wirkung auf die vitalen und sexuellen Energien haben – letztlich jedoch sollten Sie aus dem Bauch heraus entscheiden und Ihre persönliche Auswahl treffen.

Stellen Sie eine Vase mit schönen Blumen auf. Wenn Sie möchten, können Sie Ihre Liegewiese zusätzlich mit einzelnen Blütenblättern umrahmen, die Sie in einem großen Kreis anordnen. Auch Grünpflanzen wie Gräser und Farne tragen dazu bei, eine friedvolle, angenehme Atmosphäre zu schaffen.

Neben Kissen, Tüchern und Blumen ist es vor allem die Beleuchtung, die für die richtige Stimmung sorgt. Für die Tantra-Massage brauchen Sie nur sehr wenig Licht: Denn erstens geht es beim Massieren ohnehin mehr um das Spüren als um das Sehen, und zweitens fühlen sich die meisten Menschen sehr unwohl, wenn Sie ohne Kleidung grellem Licht ausgesetzt sind.

Bei Kerzenlicht gelingt es am besten, loszulassen und zu entspannen, da Kerzen ein sehr warmes, lebendiges Licht ausstrahlen. Am besten tauchen Sie das ganze Zimmer in Kerzenlicht, indem Sie viele einzelne Kerzen in Leuchtern rund um den Massageplatz verteilen.

Wenn Sie besonderen Wert auf den rituellen Aspekt legen, sollten Sie spirituelle Symbole verwenden, die die Kraft des Weiblichen und Männlichen versinnbildlichen bzw. Zunei-

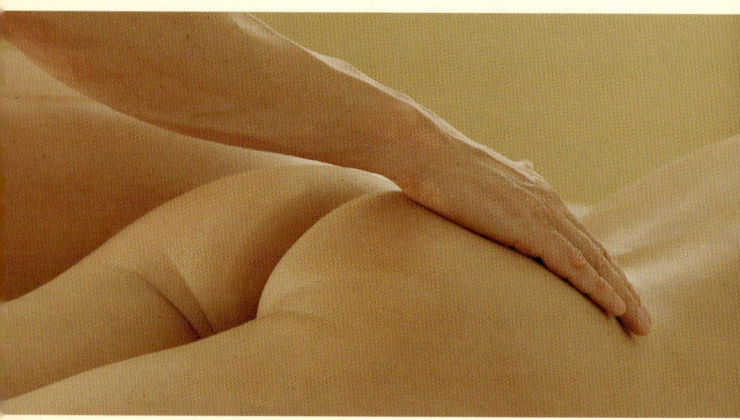

gung oder Bewusstheit repräsentieren. Sie können z. B. eine kleine Buddhastatue als Symbol für den achtsamen Umgang miteinander aufstellen. Auch Shiva- und Shaktifiguren sowie kultische Phallus- und Vaginadarstellungen (Lingam- und Yonisymbole) können dabei helfen, sich beim Massieren an den geistigen Hintergrund des Tantra zu erinnern.

Die Körperhaltung zu Hilfe nehmen

Achten Sie bei der Massage auf Ihre Körperhaltung. Vermeiden Sie es, krumm zu sitzen, und halten Sie Ihre Wirbelsäule möglichst aufrecht. Vermeiden Sie unnötige Muskelan-

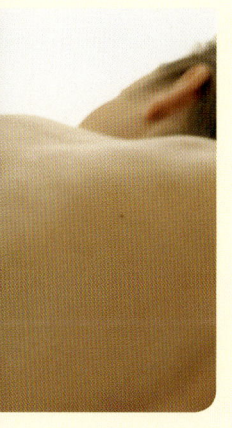

Bei der Tantra-Massage müssen Sie nicht viel Druck anwenden und Kraft aufbieten – Sie massieren mit streichenden Bewegungen.

spannungen. Entspannen Sie vor allem Gesicht und Schultern.

Versuchen Sie, »aus dem Bauch heraus« zu massieren. In diesem Fall ist damit nicht die Intuition gemeint, sondern der Körperschwerpunkt. Aus Japan stammt der Begriff »Hara«, der wörtlich übersetzt Bauch heißt, im übertragenen Sinne jedoch die Kraft aus der Mitte bedeutet. Wenn Sie Ihr Gewicht während der Massage in Ihren natürlichen Schwerpunkt im Bauch- und Beckenraum verlagern, werden Sie ganz automatisch mit Ihrem Körpergewicht anstatt mit Muskelkraft arbeiten und dabei sehr viel Energie sparen. Wesentlich ist, dass Sie sich wohlfühlen – sowohl während der Tantra-Massage als auch danach. Stimmen die innere und äußere Haltung, werden Sie sich auch dann nicht verausgaben, wenn Sie Ihren Partner lange und ausgiebig massieren. Im Gegenteil: Mit einer entspannten Einstellung werden Sie beide nach der Massage mehr Kraft und Energie haben als vorher.

Massageöle
für die Liebe

Bei der Tantra-Massage kommen hauptsächlich streichende und kreisende Bewegungen zum Einsatz – ein gutes Massageöl ist dafür unerlässlich. Ebenso wie im Ayurveda wird auch im Tantra größter Wert auf die Qualität des Öls gelegt. Nur hochwertige Öle entfalten bei der Tantra-Massage die gewünschten, vielfältigen Wirkungen.

Ein gutes Massageöl sollte vor allem die folgenden Eigenschaften aufweisen:

* Es verbessert die Gleiteigenschaften beim Massieren – so können die Hände weich und fließend über die Haut gleiten.
* Es pflegt und nährt die Haut bis in die tiefsten Schichten, sie wird weich und geschmeidig; obendrein bilden die enthaltenen Fettsäuren einen Schutzfilm, der die Haut vor schädlichen Einflüssen schützt.
* Es reinigt und entgiftet das Gewebe; aus diesem Grund sind Ölbehandlungen in der indischen Heilkunst Ayurveda auch so beliebt.
* Es wirkt erotisierend und stärkt die sexuellen Energien.
* Es hat einen harmonischen Einfluss auf die sieben Chakras.

Achten Sie beim Einkauf auf beste Qualität. Mineralische, vaselinhaltige und chemisch aufbereitete Produkte sind nicht zu empfehlen. Stattdessen sollten Sie sich für reine, kalt gepresste Pflanzenöle entscheiden. Lassen Sie sich am besten in der Apotheke, im Naturkosthandel oder im Reformhaus beraten.

Basisöle für die Tantra-Massage

Für die Tantra-Massage werden zumeist aromatische Mischungen mit ätherischen Ölen verwendet. Als Träger- oder Basisöle dienen dabei wertvolle Pflanzenöle wie beispielsweise Sesam-, Mandel- oder Jojobaöl. Diese Basisöle können selbstverständlich auch pur verwendet werden. Gerade bei sehr empfindlicher Haut oder bei starker Allergieneigung ist das durchaus sinnvoll.

Für die Hautpflege können fast alle pflanzlichen Öle verwendet werden – auch solche, die wir normalerweise nur aus der Küche kennen, etwa Oliven- oder Sonnenblumenöl. Es gibt allerdings Pflanzenöle, die sich besonders gut mit ätherischen Ölen mischen lassen, da sie keinen störenden Eigengeruch haben. Hier die besten Basisöle für die Tantra-Massage:

Avocadoöl

Avocadoöl enthält viele wertvolle Ölsäuren sowie die Vitamine A, D und E. Das Öl zieht schnell ein und schützt vor allem die empfindliche, trockene Haut. Das nährstoffreiche

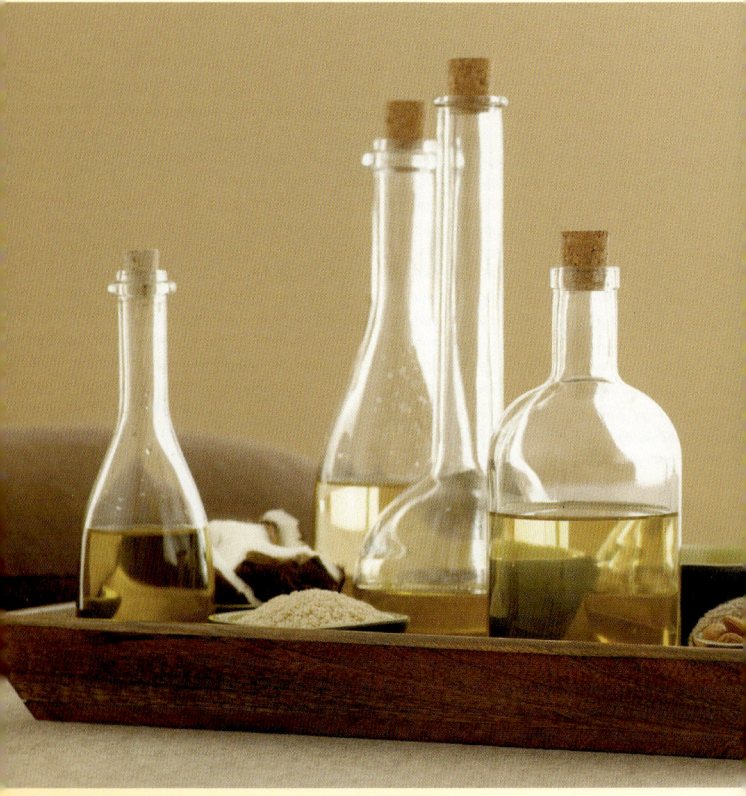

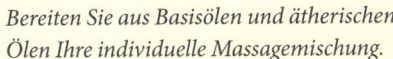

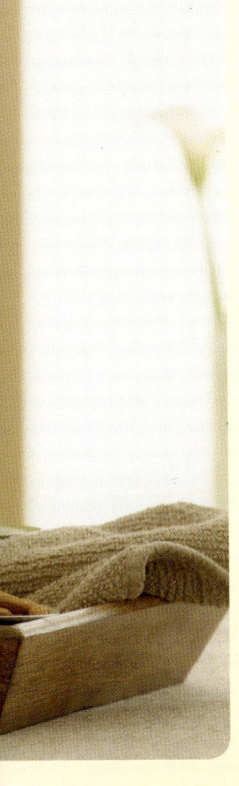

Bereiten Sie aus Basisölen und ätherischen Ölen Ihre individuelle Massagemischung.

Öl, das aus der Tropenfrucht gewonnen wird, hat eine hellgrüne Farbe und eignet sich auch ausgezeichnet für die Verwendung im Gesicht, da es der Faltenbildung entgegenwirkt.

Jojobaöl

Jojobaöl ist chemisch gesehen eigentlich gar kein Öl. Es ist vielmehr flüssiges Wachs, das allerdings auf den ersten Blick kaum von Öl zu unterscheiden ist. Das aus den Samen der Wüstenpflanze *Simmondsia chinensis* gewonnene Öl enthält viele Mineralien und Hautschutzvitamine. Jojobaöl eignet sich als Basisöl für jeden Hauttyp – vor allem auch für empfindliche Haut. Es ist entzündungshemmend, wirkt der Hautalterung entgegen und ist sehr lange haltbar. Vor der Anwendung sollte es immer gründlich im Wasserbad erwärmt werden.

Mandelöl

Mandelöl ist seit Jahrhunderten in Ost und West beliebt und wurde als therapeutisches Öl bereits im Altertum eingesetzt. Im Ayurveda gilt Mandelöl als besonders harmonisierend und beruhigend. Das aus Mandelkernen gepresste Öl wird auch von sensibler Haut sehr gut vertragen. Das leicht süßlich und nussig duftende Öl ist so sanft zur Haut, dass es sich sogar für die Massage des Intimbereichs eignet – allerdings nur in reiner Form, also ohne die Beimischung ätherischer Öle! Mandelöl ist sehr empfindlich und hält – einmal angebrochen – nur kurze Zeit. Kaufen Sie daher nur kleine Mengen und lagern Sie das Öl kühl und dunkel.

Sesamöl

In Indien erfreut sich Sesamöl großer Beliebtheit. Da es viele positive Wirkungen hat, steht es im Mittelpunkt der Ayurvedabehandlung. Zum einen ist Sesamöl reich an essenziellen Fettsäuren und enthält besonders viel hochwertige Linolsäure. Das Öl ist hautfreundlich und dringt tief in die Haut ein, es wirkt Entzündungen entgegen und soll sogar das Wachstum von Krebszellen eindämmen. Sesamöl wird andererseits aber auch wegen seiner energetischen Eigenschaften geschätzt. Bereits in den Veden, Indiens heiligen Schriften, wird Sesamöl als wärmendes, kraftspendendes und nervenstärkendes Öl beschrieben.

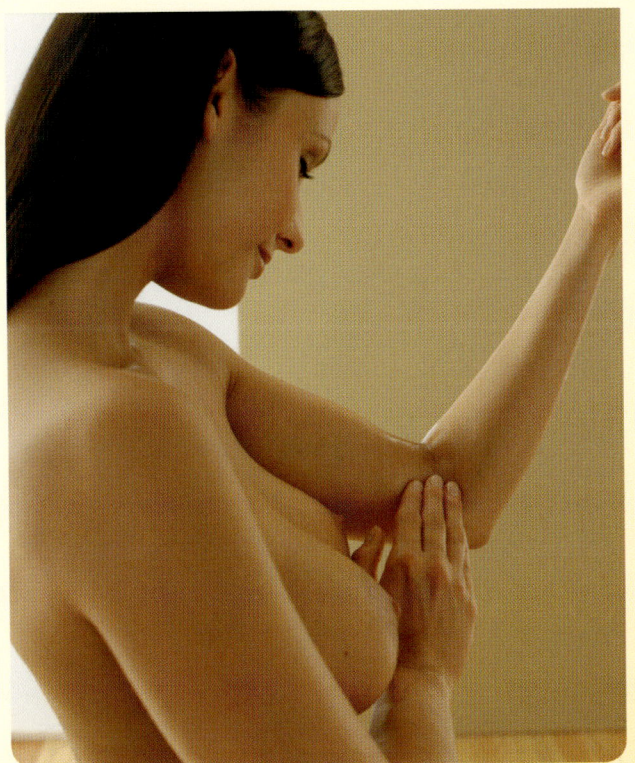

Testen Sie das Öl vor der Behandlung auf seine Verträglichkeit.

Im Ayurveda wird das Sesamöl veredelt, bevor es verwendet wird. Das sogenannte gereifte Sesamöl können Sie im Fachhandel, etwa in speziellen Apotheken, beziehen. Für die Tantra-Massage können Sie jedoch ohne Weiteres auch normales, kalt gepresstes Sesamöl verwenden.

Kokosöl

Kokosöl wird in asiatischen Ländern nicht nur in der Küche verwendet, es ist auch als Massageöl beliebt. Speziell im Ayurveda spielt es eine große Rolle. Das wunderbar duftende Öl eignet sich besonders gut für trockene Haut. Kokosöl wirkt sich leicht kühlend auf den Energiehaushalt des Körpers aus – in Indien sagt man, dass Kokos bei Menschen mit einem aufbrausenden Temperament beruhigend und abkühlend wirkt. Das Öl ist vor allem für Massagen während der warmen Jahreszeit zu empfehlen, kann aber auch gut anderen Ölen beigemengt werden. Vor der Anwendung muss es kurz angewärmt werden.

Ätherische Öle – der Duft der Sinnlichkeit

Es ist nicht schwer, wohlriechende Öle für sinnliche Massagen selbst herzustellen. Alles, was Sie dazu brauchen, sind ein oder zwei gute Basisöle, beispielsweise Mandel- und Sesamöl, sowie ein kleines Sortiment an ätherischen Ölen.

Durch die Zugabe von ätherischen Ölen können Sie Ihrem Massageöl das gewisse Etwas verleihen. Aromatherapeuten wissen, wie sehr Düfte auf Körper und Seele wirken. Ätherische Öle stehen nicht nur im Mittelpunkt der modernen Aromatherapie, sondern wurden bereits in vielen alten Kul-

Vorsicht bei Allergien!

✳ Dosieren Sie die ätherischen Öle nie zu hoch, da sonst die Gefahr besteht, dass die Haut gereizt wird. Führen Sie einen kleinen Allergietest durch, bevor Sie ein Öl großflächig auftragen. Geben Sie auf 1 Teelöffel Basisöl 1 bis 2 Tropfen des ätherischen Öls, das Sie verwenden wollen. Dann massieren Sie das Öl sanft in Ihre Ellenbeuge – oder die Ihres Partners – ein. Warten Sie eine halbe Stunde. Rötet sich die Haut nicht, können Sie die Mischung problemlos verwenden. Ansonsten sollten Sie andere Essenzen wählen oder bei sehr empfindlicher Haut mit purem Basisöl massieren.

✳ Verwenden Sie ätherische Öle nie unverdünnt, sondern grundsätzlich nur als Mischung mit einem Basisöl. Da viele ätherische Öle die Schleimhäute reizen, sollte die Ölmischung weder im Genitalbereich noch im Bereich der Augen angewendet werden! Achten Sie außerdem darauf, dass die Fläschchen nicht aus Versehen in Kinderhände geraten.

turen für medizinische und erotische Zwecke eingesetzt. Die hochkonzentrierten Essenzen aus aromatischen Pflanzen sind auch für die Tantra-Massage ideal. Sie werden sowohl über die Haut als auch über die Atmung aufgenommen. Ätherische Öle wirken nicht nur entgiftend, schmerzlindernd und durchblutungsfördernd, sondern auch entspannend, angstlösend und erotisierend.

Sinnliche Massageöl-Rezepte

Ein gutes Massageöl ist vor allem eine Frage der richtigen Mischung. Dabei gibt es Ölrezepte, die sich gut als Standardmischungen eignen, während andere ganz gezielt die Energie der Chakras anregen oder speziell für Frauen bzw. Männer zu empfehlen sind. Im Folgenden finden Sie die besten Mischungen für Ihre Tantra-Massage.

Verführerische Ölmischungen für »Sie«

Die folgenden Rezepte sind Shakti-Öle und eignen sich daher besonders gut für die Behandlung von Frauen:

Shakti-Ölmischung 1
* 100 ml Mandelöl
* 8 Tropfen Rosenöl
* 4 Tropfen Jasminöl

Shakti-Ölmischung 2
* 60 ml Jojobaöl
* 40 ml Wildrosenöl
* 6 Tropfen Mandarinenöl
* 6 Tropfen Neroliöl

Erregende Ölmischungen für »Ihn«

Die folgenden Rezepte sind Shiva-Öle; sie sollten vor allem verwendet werden, um Männer zu massieren:

Shiva-Ölmischung 1
* 100 ml Avocadoöl
* 8 Tropfen Sandelholz
* 4 Tropfen Rosmarin

Shiva-Ölmischung 2
* 60 ml Jojobaöl
* 40 ml Sesamöl
* 6 Tropfen Zedernöl
* 6 Tropfen Rosenholzöl

Chakra-Öle

Mit den folgenden Ölmischungen (siehe S. 49) können Sie die Energie in den unteren Chakras anregen. Die drei unteren Chakras, die alle in Bauch und Becken liegen, hängen mit Aspekten wie Lebensenergie, Spontaneität und Vitalität zusammen und haben einen – direkten oder indirekten – Einfluss auf die Sexualität.

Durch Tantra-Massagen mit speziellen Ölmischungen können Blockaden in den unteren Chakras besonders gut gelöst werden. Dadurch werden zum einen Hemmungen und Ängste abgebaut, während gleichzeitig die Lust und die Lebensfreude aktiviert werden. Nelke und Rosmarin eignen sich besonders dazu, das Basis-Chakra anzuregen; Vanille und Pfeffer aktivieren das Sexual-Chakra, Zitrone und Lavendel aktivieren das Nabel-Chakra.

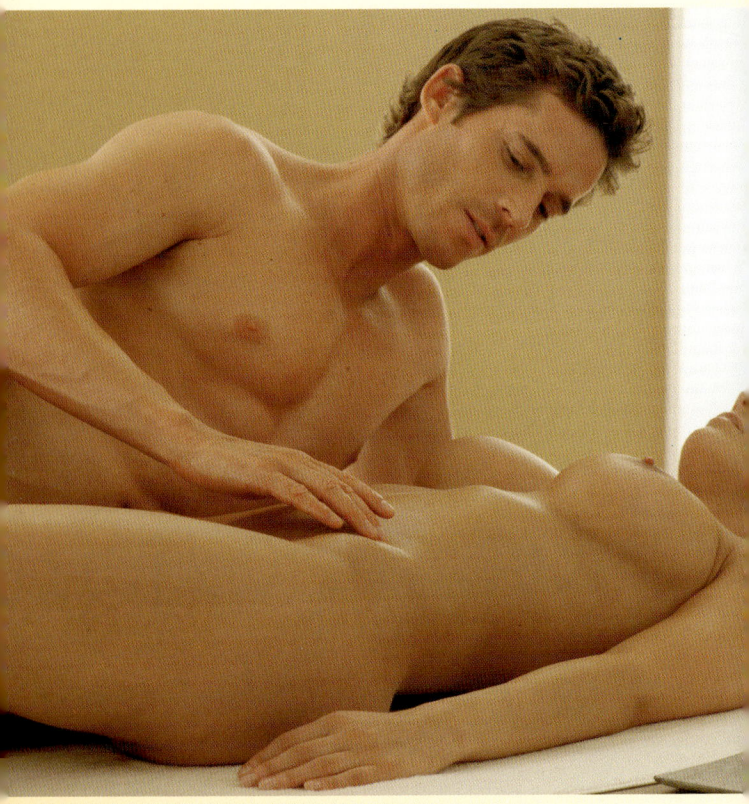

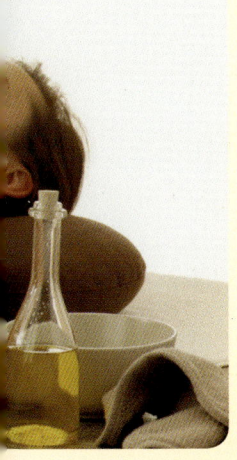

Basis-Chakra-Mischung – die Urenergie wecken

* 100 ml Mandelöl
* 6 Tropfen Nelkenöl
* 4 Tropfen Rosmarinöl
* 2 Tropfen Zedernholzöl

Sexual-Chakra-Mischung – die erotische Lust befreien

* 60 ml Mandelöl
* 40 ml Kokosöl
* 6 Tropfen Bitterorangenöl
* 5 Tropfen Vanilleöl
* 2 Tropfen Pfefferöl

Nabel-Chakra-Mischung – spontane Emotionen aktivieren

* 60 ml Jojobaöl
* 40 ml Avocadoöl
* 6 Tropfen Lavendelöl
* 6 Tropfen Anisöl

Gerade die Energien in den unteren Chakras können durch eine Tantra-Massage mit speziellen Ölen geweckt werden.

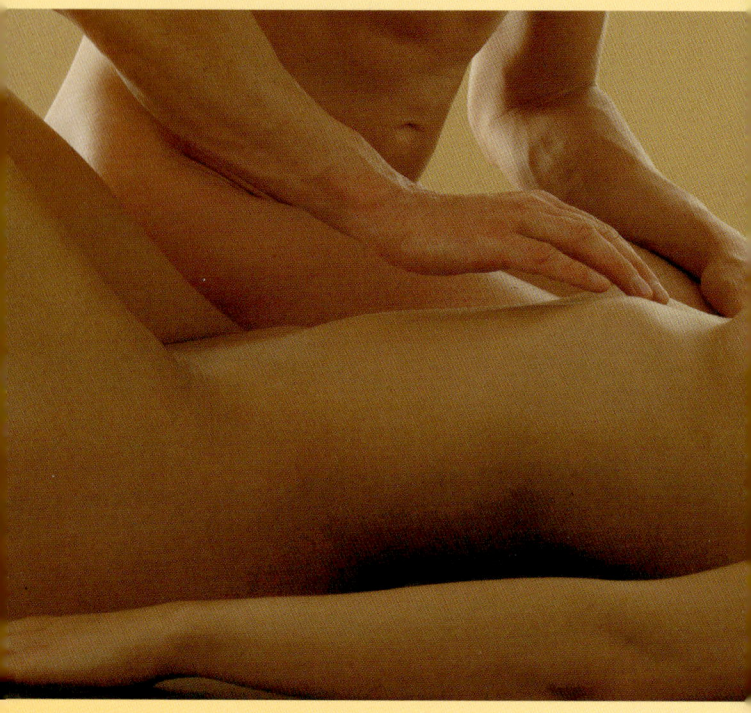

Die Tantra-Massage –
Schritt für Schritt

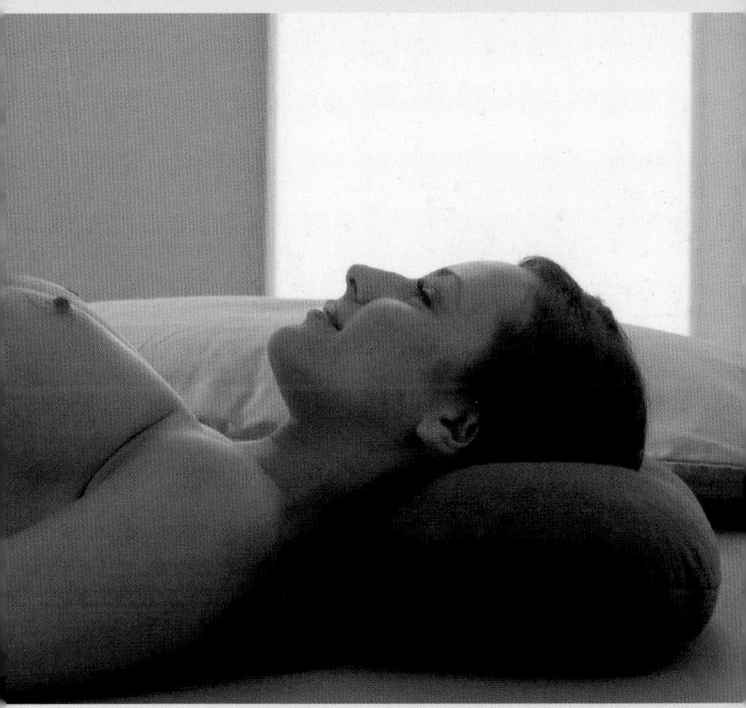

Die Tantra-Massage verleiht der Liebesenergie Flügel.
Sie weckt die sexuelle Neugierde und schenkt Nähe und
Geborgenheit. Mit einigen einfachen Massagetechniken
finden Sie den richtigen Einstieg.

Tipps für **die Praxis**

Vor Ihrer ersten Tantra-Massage sollten Sie sich zunächst einmal mit einigen grundlegenden Massagetechniken vertraut machen. Da diese Techniken sehr einfach sind, werden sie Ihnen schnell in Fleisch und Blut übergegangen sein.

Wichtig ist, dass Sie bei der Tantra-Massage ganz bei der Sache bleiben. Deshalb ist es von Bedeutung, dass Sie sich vor Beginn der Massage zunächst immer kurz einen Überblick darüber verschaffen, ob Sie alles vorbereitet und bereitgelegt haben, was Sie für die Tantra-Massage benötigen – damit der Massageablauf nicht gestört wird. Die nebenstehende Liste (siehe S. 53) bietet Ihnen eine schnelle Übersicht.

Die wichtigsten Massagetechniken

In der Tantra-Massage wird, ähnlich wie im Ayurveda, vorwiegend mit sanften, streichenden, streichelnden und kreisenden Bewegungen massiert. Alles in allem ist die Tantra-Massage daher technisch leicht durchzuführen und kann selbst von absoluten Anfängern schnell erlernt werden. Alle Bewegungen sind fließend, weich und sehr natürlich. Im Folgenden finden Sie einen Überblick über die wichtigsten Tantra-Massagetechniken.

Checkliste
für die Tantra-Massage

Verwandeln Sie Ihre Tantra-Massage in ein kleines Ritual.
Dazu benötigen Sie:

* Zwei bis drei große, dicke Badehandtücher als Unterlage
* Ein bis zwei kleinere Handtücher
* Eine Decke, falls Ihr Partner friert
* Eine Duftlampe sowie einige Tropfen ätherisches Öl oder Räucherstäbchen
* 100 Milliliter Massageöl (Rezepte für Mischungen siehe S. 46ff.)
* 25 Milliliter reines Mandelöl oder Gleitmittel für die Massage von Yoni und Lingam (siehe S. 124ff.)
* Ein bis zwei kleine Keramik- oder Glasschälchen für die Öle sowie ein warmes Wasserbad zum Erwärmen
* Ein Schälchen mit Wasser und Seife
* Kissen, Tücher, Kerzen, Blumen und Hintergrundmusik für eine schöne Atmosphäre
* Zwei kleine Gläser Wein zum Anstoßen
* Eine Karaffe mit frischem Wasser gegen den Durst
* Ein Tablett mit frischen Früchten, Oliven, Nüssen, etwas Käse oder anderen Leckereien, die dazu einladen, das Hier und Jetzt genussvoll zu feiern

Streichen und Streicheln

Die Tantra-Massage ist eine sehr zärtliche Massageform. Es geht dabei nicht darum, den Partner durchzukneten oder ihm gar ein paar blaue Flecken zu bescheren. Stattdessen stehen streichende und streichelnde Bewegungen im Mittelpunkt dieser erotischen Massage. Schon zarte Berührungen mit den Fingerkuppen reichen häufig aus, um die Energie lustvoll aufsteigen zu lassen.

Mit den Streichbewegungen können Sie das Öl gleichmäßig auf der Haut Ihres Partners verteilen und einmassieren. Füh-

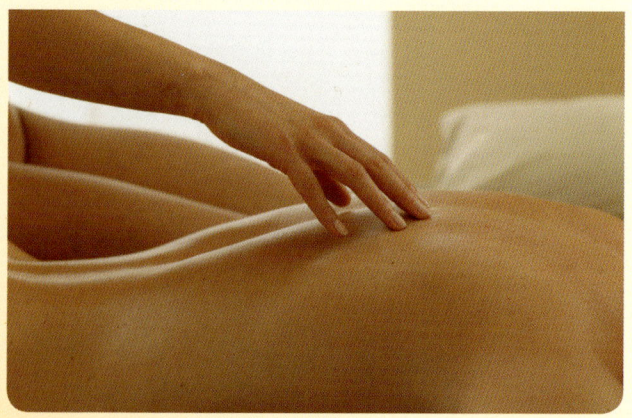

Beim Streicheln berühren Sie den Partner mit den Fingerkuppen.

ren Sie die Streichbewegungen immer mit der flachen Hand durch, die sie sehr langsam und fließend bewegen sollten. Das Streichen eignet sich besonders gut für die Behandlung von Armen, Beinen, Rücken und Bauch.

Wechselstreichen

Eine Variante des Streichens, die aus dem Ayurveda stammt, ist das Wechselstreichen: Dabei lassen Sie nicht eine, sondern abwechselnd beide Handflächen an der Haut entlang gleiten. Wenn Sie beispielsweise den Oberschenkel behandeln,

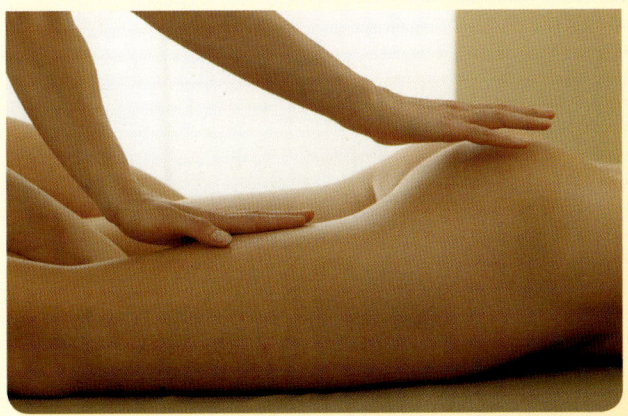

Beim Wechselstreichen gleiten die Hände abwechselnd über die Haut.

streicht zunächst Ihre linke Hand am Oberschenkel entlang von oben in Richtung Knie – sobald sie das Knie erreicht hat, übernimmt die rechte Hand, die dann oben ansetzt und die gleiche Abwärtsbewegung in Richtung Knie durchführt. Beim Wechselstreichen sollten sich beide Hände harmonisch und rhythmisch fließend abwechseln – eine Hand folgt dabei der anderen. Achten Sie darauf, dass Sie die Haut immer mit der ganzen Handfläche berühren.

Kreisen

Ebenso wie die Streichbewegungen werden auch die kreisenden Bewegungen meist mit der ganzen Handfläche durchgeführt. Durch Kreisen können Sie das Massageöl besonders sanft in die Haut einmassieren. Dabei können Sie das Kreisen nach Lust und Laune variieren – beispielsweise können Sie größere oder kleinere, langsame oder schnellere Kreise ziehen. Im Ayurveda werden kreisende Bewegungen vor allem eingesetzt, um Gelenke wie Knöchel, Knie, Ellbogen und Handgelenke bzw. die Schultern zu massieren. Auch beim Kreisen sollten Sie nur mäßigen Druck einsetzen. Wenn Sie größere Hautflächen wie Bauch oder Rücken behandeln, sollten Sie ausschließlich mit den Handflächen kreisen. Wollen Sie kleinere Hautbereiche wie die Stirn oder die Wangen massieren, ist es einfacher, nur mit den Kuppen von Zeige- und Mittelfinger zu kreisen.

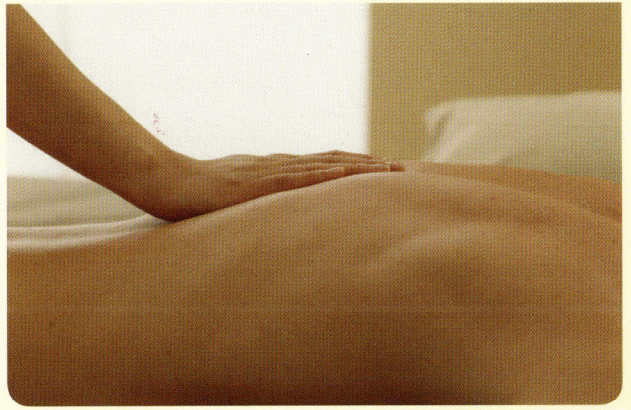

Beim ruhigen Handauflegen lösen Sie Energieblockaden.

Handauflegen

In der indischen Heilkunst hat das Auflegen der Hände auf bestimmte Chakras eine lange Tradition. Es handelt sich dabei nicht um eine äußere Technik, sondern um eine innere Methode der Energieübertragung. Indem Sie Ihre Hand auf bestimmten Hautstellen ruhen lassen, können Sie Energieblockaden lösen und die Aura – das Energiefeld des menschlichen Körpers – positiv beeinflussen. Die Stimulation der Chakras und der Aura funktioniert umso besser, je mehr es Ihnen gelingt, nach innen zu schauen, sich auf die Energien

Ihres Partners einzulassen, Ruhe auszustrahlen und diese auf ihn zu übertragen.

Obwohl die Technik des Handauflegens sehr einfach ist, sind die Erfahrungen, die Paare damit machen, oft besonders beeindruckend. Lassen Sie sich jedoch keinesfalls davon entmutigen, wenn Sie anfangs noch nichts spüren – es dauert eine gewisse Zeit, um Kontakt zu den feineren Energieströmen des Partners aufzunehmen. Arbeiten Sie einfach mit Ihrer Vorstellungskraft und lassen Sie sich davon überraschen, was sich im Laufe der Zeit beim Handauflegen entwickelt.

Die Entdeckung der Langsamkeit

Selbst wenn Sie alle Handgriffe optimal beherrschen, kann Ihre Tantra-Massage dennoch relativ uneffektiv sein. Umgekehrt können Sie Ihrer oder Ihrem Liebsten bereits mit einfachsten Streich- und Kreisbewegungen eine wunderbare erotische Massage schenken, wenn Sie lediglich eine einzige Tantra-Grundregel beherzigen: Lassen Sie sich viel, viel Zeit! Im Gegensatz zu allen westlichen Massageformen werden Tantra-Massagen sehr entspannt und mit großer Ruhe durchgeführt. Sie sollten das Gefühl haben, dass Ihre Hände sich wie in Zeitlupe bewegen. Die Erfahrung zeigt, dass Sie das Tempo Ihrer Handbewegungen oft noch weiter verlangsamen können, selbst wenn Sie schon das Gefühl haben, sehr langsam zu massieren.

Hier ist **Vorsicht geboten**

Im Vergleich mit den meisten anderen Massageformen ist die Tantra-Massage besonders sanft und somit im Allgemeinen vollkommen ungefährlich. Prinzipiell gilt jedoch, dass es bei jeder Art von Massage auch Gegenanzeigen gibt. Bei den folgenden gesundheitlichen Problemen sollten Sie auf die Tantra-Massage verzichten:

* Entzündliche Hauterkrankungen
* Fieber und akute Infektionen
* Starke Krampfadern und Venenentzündungen
* Herzerkrankungen
* Krebsleiden
* Nach Operationen, vor allem bei frischen Operationsnarben
* Nach akuten Gelenk-, Bänder- oder Muskelverletzungen sowie bei Bandscheibenvorfall
* Sexuell übertragbare Infektionen

Auch in der Schwangerschaft sollten Sie vorsichtig sein und im Zweifel Ihren Arzt fragen. Achten Sie grundsätzlich darauf, immer nur die Haut und Muskulatur zu massieren und nie direkten Druck auf Knochen oder Wirbel auszuüben. Nach dem Essen sollten Sie etwa zwei Stunden warten, bevor Sie eine Ganzkörpermassage genießen. Achten Sie zudem auf saubere und kurz geschnittene Fingernägel – aus ästhetischen und medizinischen Gründen.

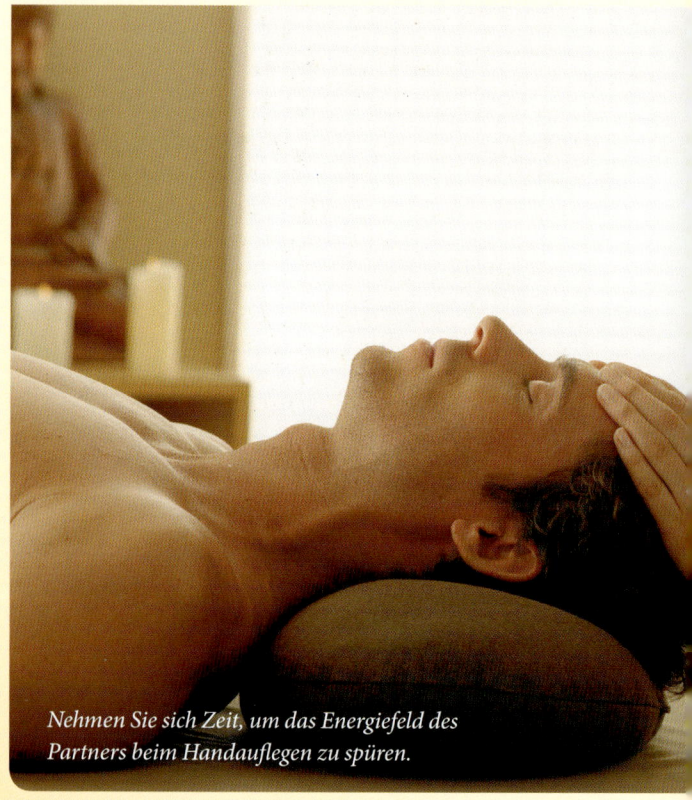

Nehmen Sie sich Zeit, um das Energiefeld des Partners beim Handauflegen zu spüren.

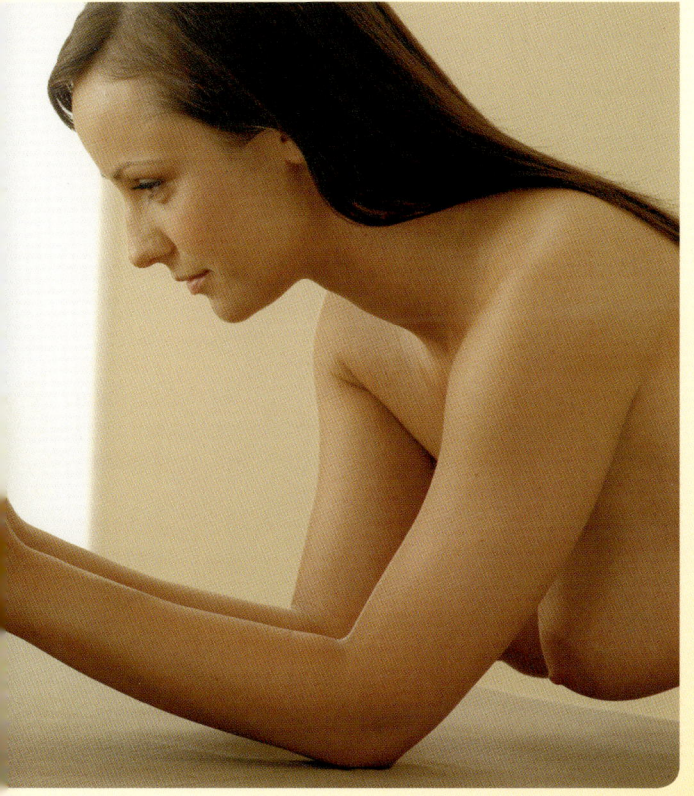

Die fünf Stufen
der Tantra-Massage

Die folgende Anleitung zeigt Ihnen, wie Sie die Tantra-Massage Schritt für Schritt ausführen. Eine Tantra-Massage folgt einem festen Ablauf, der aus fünf großen Stufen besteht. Im Zentrum steht dabei die dritte Stufe – die eigentliche Ganzkörpermassage. Sie macht den Großteil der Tantra-Massage aus.

Gerade für Anfänger ist es oft hilfreich, sich auf einige wenige Teile der Tantra-Massage zu beschränken. Denn es ist wichtig, zunächst einmal die einzelnen Techniken kennenzulernen. Doch selbst wenn Sie beispielsweise nur die Beine und den Rücken Ihres Partners massieren, sollten Sie die ersten beiden Stufen nie überspringen, da sie wichtig sind, um einen guten Kontakt herzustellen und Ihrem Partner zu zeigen, dass Sie jetzt ganz für ihn da sind.

STUFE 1 – Kontakt aufnehmen

Bei der ersten Stufe werden die Hände nur aufgelegt – Massagebewegungen finden dabei zunächst nicht statt. Beiden Partnern wird die Gelegenheit gegeben, sich zu erden – das

Die fünf Stufen im Überblick

1. Kontakt aufnehmen Die Hände werden aufgelegt – beide Partner erden sich – die erste Berührung baut die innere Verbindung auf

2. Die sechs Schmetterlinge Ohne Öl werden einige lange Striche durchgeführt – der Kontakt wird intensiviert – die Energien verteilen sich

3. Ölmassage Der ganze Körper wird sanft massiert – Energieblockaden lösen sich auf – jedem Körperteil wird Zuneigung geschenkt

4. Yoni- und Lingam-Massage Der Intimbereich wird sanft stimuliert – die sexuelle Energie und die Lust des Partners werden entfacht – Blockaden, die den Fluss der Erotik stören, werden gelöst

5. Die Chakras verbinden Die drei Hauptenergiezentren Bauch, Herz und Kopf werden miteinander verbunden – das Gleichgewicht wird wiederhergestellt – die sexuelle Kraft wird aufwärts gelenkt

bedeutet, ganz im Jetzt anzukommen und alle Gedanken, die noch im Kopf herumschwirren, einzusammeln. Die ersten Berührungen sind sehr wichtig, denn sie bauen die innere Verbindung auf.

Bitten Sie Ihren Partner, sich auf den Bauch zu legen. Seine Arme liegen seitlich am Körper. Ein kleines Kissen unter der Stirn und ein weiteres, das unter die Fußgelenke gelegt wird, machen die Bauchlage bequemer.

Schritt 1 Knien Sie zunächst zu Füßen Ihres Partners. Reiben Sie Ihre Hände kräftig, bis sie warm sind, und legen Sie Ihre Handflächen auf seine Füße – die linke Hand auf den linken, die rechte auf den rechten Fuß. Ihre Daumenballen sollten etwas oberhalb der Zehen auf seinen Fußballen liegen. Ihre

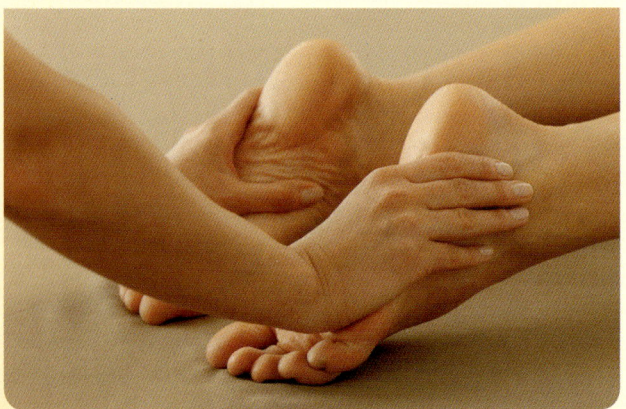

Im ersten Schritt der Tantra-Massage bauen Sie Vertrauen auf.

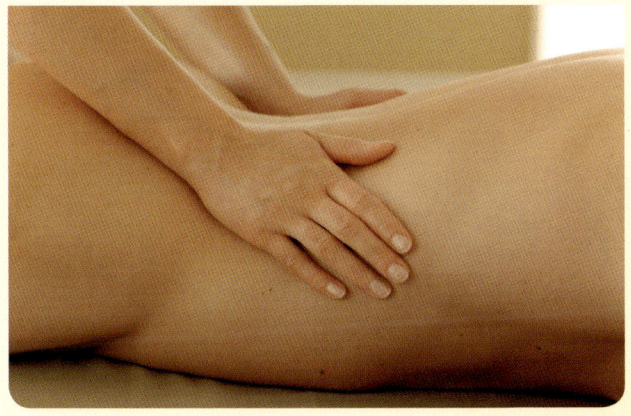

Bei Schritt 3 werden die Hände in Höhe der Nieren gehalten.

Hände umschließen die Füße sanft. Atmen Sie einige Male entspannt durch und schenken Sie mit Ihren Händen Wärme und Vertrauen.

Schritt 2 Lösen Sie die Hände sanft – fahren Sie mit den Handflächen an den Beinrücken entlang aufwärts. Führen Sie beide Handflächen auf das Gesäß – die linke Hand auf die Mitte der linken, die rechte auf die rechte Pobacke. Halten Sie Ihre Hände hier mehrere Atemzüge lang und lassen Sie bewusst Energien in das Becken Ihres Partners strömen.

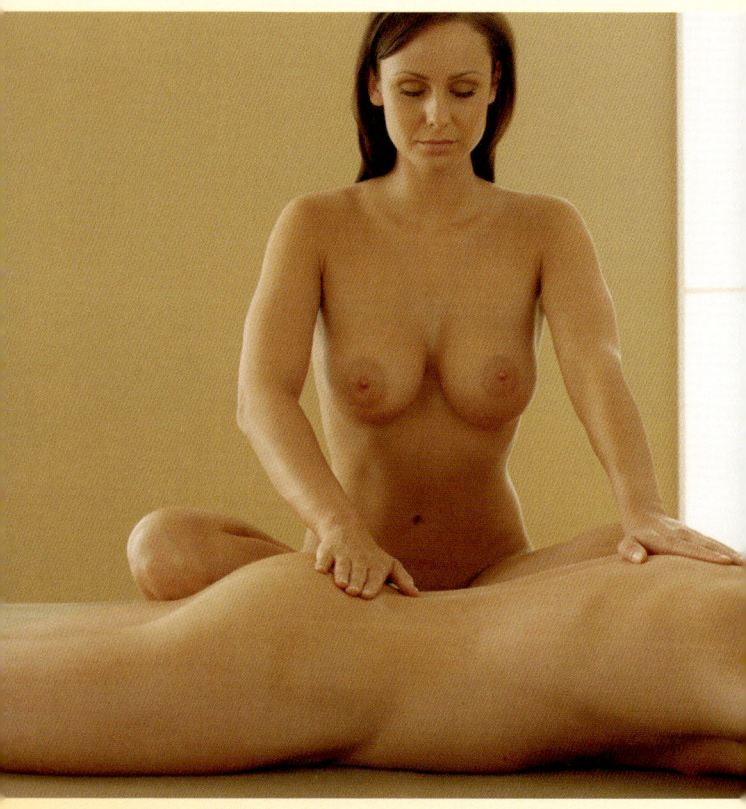

Schritt 3 Führen Sie Ihre Hände nun noch ein kleines Stück weiter aufwärts bis in Höhe der Nieren. Legen Sie die linke Hand auf die linke, die rechte auf die rechte Seite des unteren Rückens. Wenn Sie möchten, können Sie zuvor die Position wechseln und höher rutschen. Im Nierenbereich liegt eine wichtige Quelle der sexuellen Energien – halten Sie Ihre Hände mit sehr sanftem Druck mehrere Atemzüge lang auf dieser Stelle und strahlen Sie bewusst Kraft und Wärme in den Körper Ihres Partners.

Schritt 4 Knien oder setzen Sie sich nun auf die linke Seite Ihres Partners. Legen Sie die rechte Handfläche auf den oberen Teil des Gesäßes, die linke in die Mitte des Brustkorbs auf die Wirbelsäule. Schließen Sie die Augen und nehmen

Durch das Synchronatmen beim vierten Schritt der Tantra-Massage schwingen sich die Partner aufeinander ein.

Sie sich Zeit, den Atem Ihres Partners zu spüren. Lassen Sie einfach das Gewicht Ihrer Hände wirken, ohne zu drücken. Spüren Sie das sanfte Auf und Ab beim Ein- und Ausatmen? Oder können Sie fühlen, wie sich der Brustkorb beim Einatmen etwas dehnt, beim Ausatmen wieder senkt?

✱ Synchronisieren Sie Ihren Atem nun mit dem Ihres Partners: Passen Sie Ihre Atmung der seinen an und versuchen Sie, gleichzeitig mit ihm ein- und auszuatmen. Sobald Sie sich auf seinen Rhythmus eingestellt haben, atmen Sie siebenmal im gleichen Rhythmus. Das Synchronatmen wird im Tantra eingesetzt, um sich aufeinander einzuschwingen und den Kontakt zu vertiefen.

Um wirklich in Kontakt mit Ihrem Partner zu kommen, sollten Sie sich gerade für diesen ersten Schritt der Tantra-Massage sehr viel Zeit nehmen. Jede Form der Hektik würde sich negativ übertragen.

Tantra-Massage-Tipp

Nehmen Sie bewusst Kontakt zu Ihrem Shiva oder zu Ihrer Shakti auf, indem Sie zeigen, dass Sie jetzt ganz für ihn oder sie da sind. Geben Sie sich und Ihrem Partner gerade am Anfang der Massage genug Zeit, um ganz anzukommen.

STUFE 2 – die sechs Schmetterlinge

Die sechs Schmetterlinge sind zärtliche Streicheleinheiten, die Ihnen dabei helfen, den Kontakt zum Partner noch weiter zu vertiefen. Diese Tantra-Massagetechnik wird ohne Öl durchgeführt. Dabei werden einige lange, jedoch äußerst zarte Striche über den ganzen Körper – oder, besser gesagt, über die Rückseite des Körpers – ausgeführt. Benutzen Sie dazu nur die Fingerkuppen oder verwenden Sie auf Wunsch eine Pfauenfeder. Durch das sanfte Streicheln steigt bei beiden Partnern die Sensibilität.

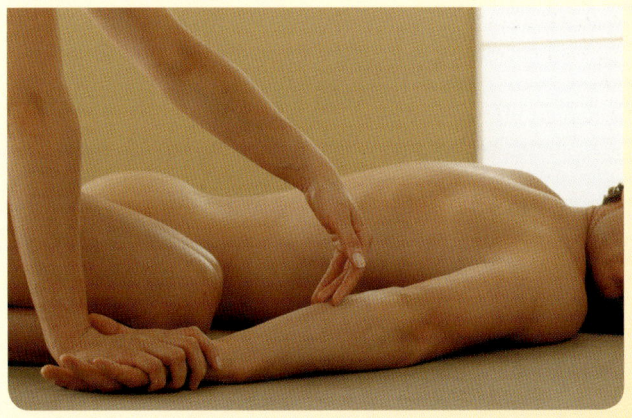

Bei dieser Massagestufe kommt es auf die federleichte Berührung an.

Ihr Partner sollte dabei das Gefühl haben, als berührten Schmetterlingsflügel zart seine Haut. Diese Technik dient dazu, den Körper Ihres Partners für die spätere Massage zu sensibilisieren. Außerdem helfen die sechs Schmetterlinge, den Energiefluss gleichmäßig im Körper zu verteilen.

Schritt 1 – erster Schmetterling   Sie sitzen nach wie vor auf der linken Seite Ihres Partners. Umfassen Sie nun mit Ihrer linken Hand seine linke Hand. Ergreifen Sie die Hand sehr zart und fast ohne Druck. Mit den Fingerkuppen Ihrer rechten Hand führen Sie hauchzarte Striche durch: Führen Sie die Fingerkuppen an der Innenseite des Arms Ihres Partners entlang aufwärts – zuerst über den Unterarm, dann über den Oberarm und schließlich über die Schulter bis hin zum Schulterblatt. Ohne zu pausieren, führen Sie die Streichelbewegung gleich noch ein zweites und drittes Mal durch – beginnen Sie jedes Mal am linken Handgelenk und streicheln Sie bis zum linken Schulterblatt –, dort, wo der Schmetterling sich wieder in die Luft erhebt.

Schritt 2 – zweiter Schmetterling   Führen Sie die gleiche Technik auch mit der anderen Körperseite durch. Dazu müssen Sie sich auf der andere Seite Ihres Partners niederlassen. Ihre rechte Hand umgreift seine rechte Hand, und mit den Fingerkuppen der linken Hand führen Sie die Schmetterlingsstrei-

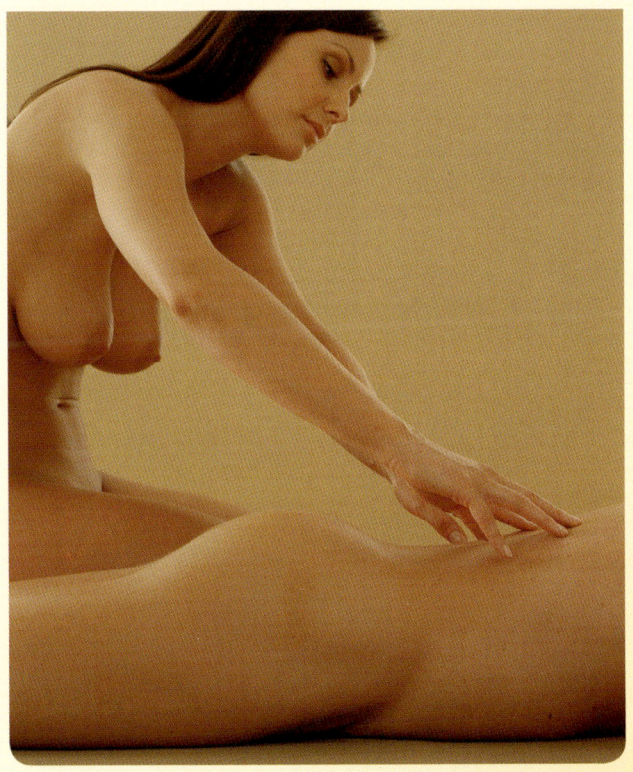

Schritt 3: Die Hände gleiten hauchzart von den Schultern zum Po.

chungen wieder im sanften Bogen dreimal vom Handgelenk
bis zum Schulterblatt durch.

Schritt 3 – dritter und vierter Schmetterling Legen Sie nun
beide Hände federleicht auf die Schulterblätter Ihres Partners
– die linke auf das linke, die rechte auf das rechte Schulterblatt. Führen Sie mit den Fingerkuppen beider Hände
gleichzeitig lange Striche über den Rücken aus – von den
Schulterblättern abwärts, zu beiden Seiten der Wirbelsäule
entlang bis zum Po. An der höchsten Stelle des Pos »fliegen
die beiden Schmetterlinge davon« – Sie heben beide Hände

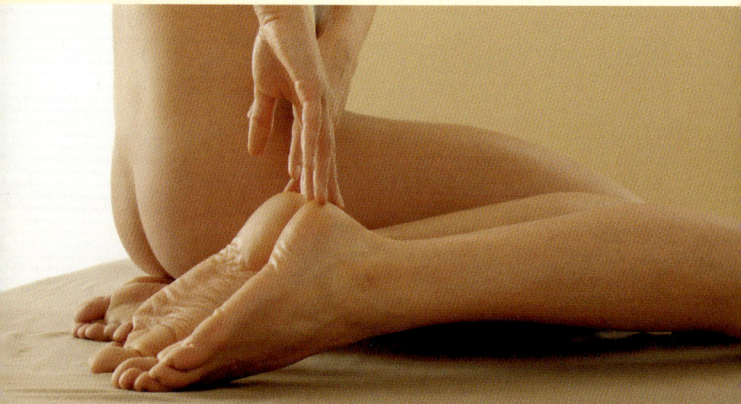

und setzen Sie mit einer weichen Bewegung wieder an den Schulterblättern ab. Wiederholen Sie auch diesen Teil der Übung insgesamt dreimal.

Schritt 4 – fünfter und sechster Schmetterling Knien Sie sich nun an die Füße Ihres Partners. Legen Sie Ihre Hände federleicht auf sein Gesäß – die linke auf die linke, die rechte auf die rechte Pobacke. Führen Sie mit den Fingerkuppen beider Hände gleichzeitig lange Striche über die Beine aus – vom Gesäß abwärts über die Oberschenkel, die Kniekehlen und Unterschenkel und schließlich über die Fersen bis zu den Fuß-

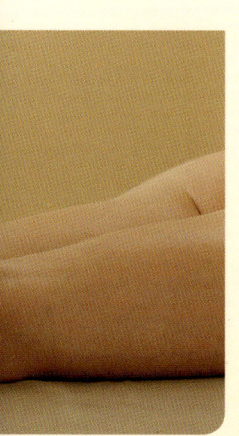

sohlen. In der Mitte der Fußsohlen fliegen die beiden Schmetterlinge in die Luft – heben Sie beide Hände und setzen Sie sie in einem großen, runden Bogen wieder oben am Gesäß an. Wiederholen Sie die letzte Phase insgesamt dreimal. Wenn es unbequem für Sie ist, beide Beine Ihres Partners gleichzeitig zu streicheln, können Sie auch zunächst das rechte und dann das linke Bein behandeln.

Schritt 4: Die Hände streichen sanft vom Po abwärts bis zu den Fußsohlen.

Stufe 3 – die Ölmassage

Die dritte Stufe der Tantra-Massage stellt den Hauptteil dar und steht im Mittelpunkt der Behandlung. Dabei wird der Partner mit einer sinnlichen Ölmischung eingerieben und von Kopf bis Fuß verwöhnt.

Sie sollten den Körper Ihres Partners bei der Tantra-Massage möglichst immer in einer festen Reihenfolge massieren. Dabei werden die Energien an der Körperrückseite von unten nach oben und anschließend an der Körpervorderseite von oben wieder abwärts und schließlich bis in die Geschlechtsorgane gelenkt.

Diese Reihenfolge ist aus dem Grund sinnvoll, da sie den inneren Energiekreislauf unterstützt. Außerdem wird Ihnen die Massage leichter fallen, wenn Sie sich an einem festen Ablauf

---

Reihenfolge der Tantra-Massage im Überblick

1. Körperrückseite

Füße → Beine → Po → Rücken → Nacken → Hinterkopf

2. Körpervorderseite

Hände → Arme → Schultern → Gesicht → Brust → Bauch und Becken → Yoni/Lingam

orientieren können. Doch denken Sie daran: Bei der Tantra-Massage sollten Sie im Zweifelsfall immer auf Ihren Bauch hören. Wenn Ihnen die Massage anfangs zu lang ist, kürzen Sie sie einfach ab – und wenn es beispielsweise Ihre Hände einmal stark zum Nacken Ihres Partners zieht, dann nehmen Sie dieses Zeichen ernst.

Eine wichtige Regel gibt es allerdings: Massieren Sie Yoni und Lingam immer zuletzt. Beginnen Sie nie mit der Stimulierung der Geschlechtsorgane, sondern bauen Sie die Spannung langsam auf.

Wann immer es Ihre Zeit erlaubt, sollten Sie die komplette Tantra-Massage durchführen. Dies hat eine ganze Reihe von Vorteilen:

* Der ganze Körper wird gleichermaßen mit Öl massiert – kein Körperteil wird dabei vernachlässigt.
* Die sieben Chakras werden aktiviert und harmonisiert.
* Einige spezielle Energiezentren, die die sexuelle Energie speichern, werden ebenfalls stimuliert.
* Die Massage führt zur vollkommenen Entspannung.

Füße (Bauchlage)

Bei der Fußmassage ist es wichtig, zunächst gröbere und dann erst feinere Reize auszuüben, da viele Menschen an den Füßen sehr kitzelig sind. Die Füße und vor allem die Fußsohlen sind sehr sensibel; das bedeutet andererseits aber auch, dass der Partner die Streicheleinheiten für die Füße als sehr erotisch empfinden kann. Im Tantra spielen die Füße eine besondere Rolle, da hier, ebenso wie in den Händen, wichtige Neben-Chakras – die Fuß-Chakras – liegen, über die der ganze Körper mit Energie versorgt wird.

Schritt 1 Gießen Sie etwas warmes Massageöl in Ihre Handflächen und verteilen Sie das Öl mit kräftigen Streichbewegungen auf beiden Fußsohlen gleichzeitig. Konzentrieren Sie sich dann zunächst auf den linken Fuß Ihres Partners – wenn

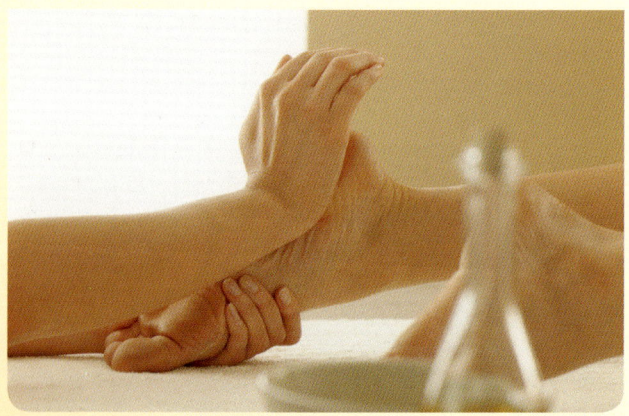

Ist Ihr Partner kitzelig, sollten Sie die Füße kräftiger massieren.

Tantra-Massage-Tipp

Im Tantra spielt der Atem eine wichtige Rolle. Je tiefer Sie atmen, desto intensiver ist die sexuelle Begegnung. Dies gilt auch für die Tantra-Massage – der Empfänger sollte intensiv atmen, um seinen Gefühlen freien Lauf zu lassen. Der Massierende kann seinen Atem dazu nutzen, um Energie zu übertragen; er sollte versuchen, immer genau dann auszuatmen, wenn er mit den Händen Druck ausübt.

Sie möchten, können Sie sein linkes Bein etwas anwinkeln und den Fuß in Ihren Schoß nehmen.

Schritt 2 Umgreifen und halten Sie den Fußrücken mit der linken Hand. Beschreiben Sie nun mit dem Handballen kräftige Kreise auf der Fußsohle – und zwar sowohl im als auch gegen den Uhrzeigersinn. Vergessen Sie nicht, dabei auch den Fußballen und die Ferse kreisend zu stimulieren.

Schritt 3 Massieren Sie nun jeden einzelnen Zeh – beginnen Sie mit dem großen und massieren Sie den kleinen zuletzt. Umfassen Sie dazu jeden Zeh mit Daumen und Zeigefinger und ziehen Sie vorsichtig daran – etwa so, als würden Sie eine kleine Melkbewegung durchführen.

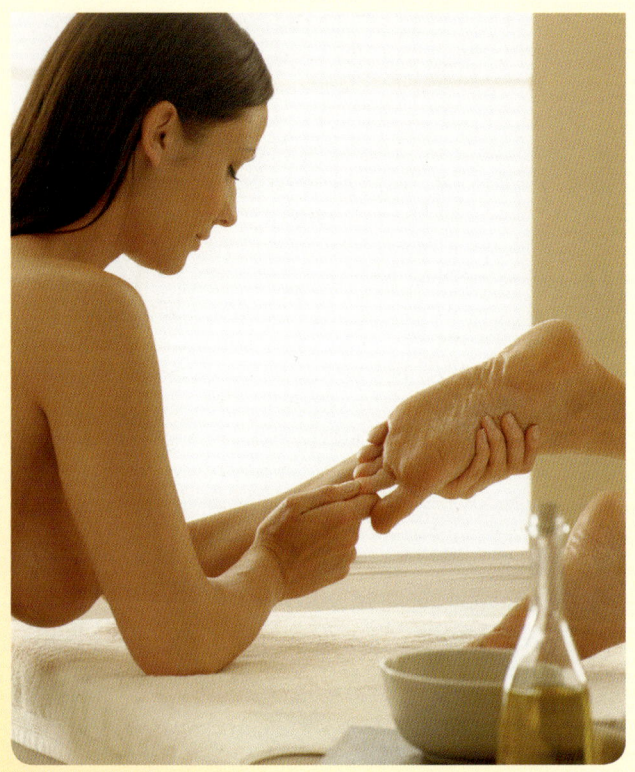

Ziehen Sie vorsichtig an jedem Zeh, als melkten Sie die Füße.

✽ Führen Sie anschließend mit dem Daumen winzige kreisende Bewegungen an jeder einzelnen Zehenkuppe aus – zuerst am großen, zuletzt am kleinen Zeh.

Schritt 4 Legen Sie den linken Fuß Ihres Partners wieder weich zurück auf den Boden und führen Sie alle Techniken auch mit seinem rechten Fuß durch.

Beine (Bauchlage)

Mit den folgenden Massagetechniken behandeln Sie die empfindsame Rück- und Außenseite der Unter- und Oberschenkel. Die Beine sollten prinzipiell einzeln behandelt werden – wenn Sie das linke Bein massieren, sollten Sie auf der linken Seite Ihres Partners sitzen oder knien und umgekehrt. Sie können sich aber auch zwischen die gespreizten Beine Ihres Partners setzen. Wichtig ist nur, dass Sie das Bein, das Sie massieren wollen, in seiner gesamten Länge gut erreichen können.

Schritt 1 Beginnen Sie mit dem linken Bein des Partners. Gießen Sie etwas Massageöl (Mischungen siehe S. 46ff.) in Ihre Handflächen. Verteilen Sie das Öl mit langen, weichen Strichen auf der Rückseite des linken Beins. Fahren Sie mit einer Handfläche vom Knöchel aufwärts bis knapp unter den Po und anschließend wieder zurück – beim Aufwärts-

Beim Massieren der Beine streichen Sie mit der Handfläche vom Knöchel bis zum Ansatz des Pos und wieder zurück.

streichen sollten Sie jeweils etwas mehr Druck anwenden als beim Abwärtsstreichen. Wiederholen Sie diese Bewegung mindestens fünfmal.

Schritt 2 Führen Sie als Nächstes das Wechselstreichen (siehe S. 55f.) an der linken Wade aus. Streichen Sie zunächst mit Ihrer rechten Handfläche von der Kniekehle aus in Zeitlupe nach unten bis zur Ferse – sobald die rechte Hand die Ferse erreicht, setzt die linke Hand an der Kniekehle an und bewegt sich sanft und weich in einer fließenden Bewegung nach unten. Wiederholen Sie dies mit beiden Händen abwechselnd jeweils fünfmal.

✳ Wenden Sie die gleiche Technik jetzt auch am linken Oberschenkel an: Legen Sie zunächst die rechte Handfläche unterhalb des Pos auf die Rückseite des

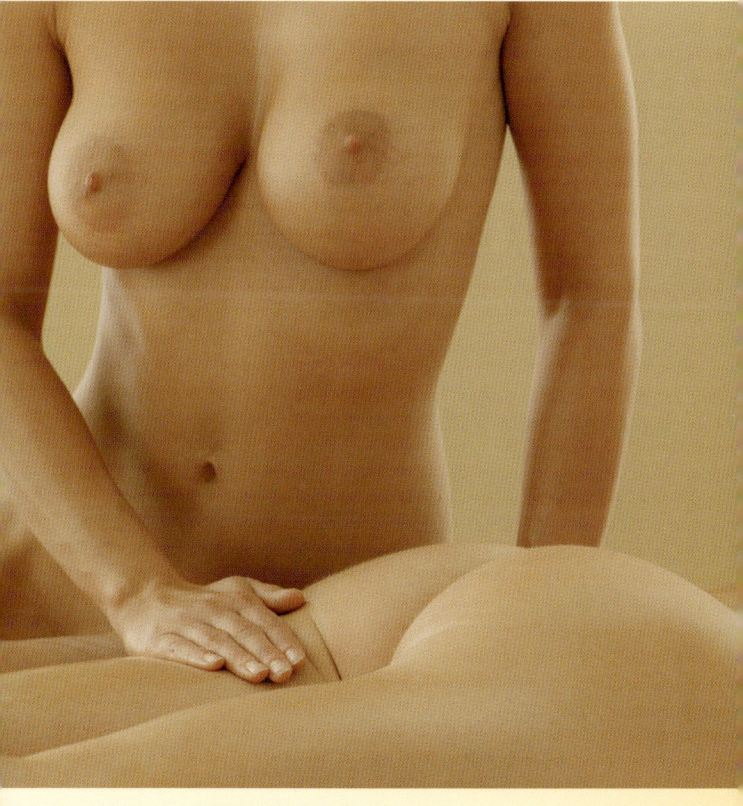

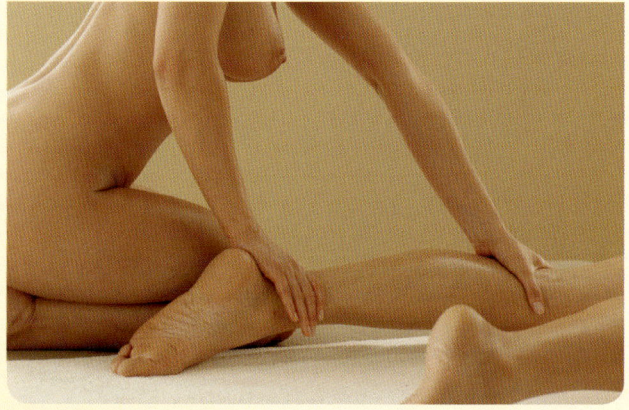

Beim Wechselstreichen an der Wade fahren Sie vom Knie zur Ferse.

Oberschenkels – die Finger zeigen dabei nach oben. Lassen Sie die Hand langsam bis zur Kniekehle abwärts gleiten – dann übernimmt die linke Hand. Führen Sie die Bewegung im Wechsel fünfmal durch.

✳ Als Nächstes massieren Sie mit dem Handballen von unten nach oben. Beginnen Sie unterhalb der Wade. Lassen Sie den Handballen mehrmals sanft kreisen – gleichzeitig bewegt sich die Hand allmählich langsam nach oben: über die Wade, die Kniekehle und den hinteren Oberschenkel bis knapp unter den Po. Üben Sie nur wenig Druck aus.

Schritt 3 Behandeln Sie nun die Außenseite der Unter- und Oberschenkel. Spreizen Sie dazu das linke Bein Ihres Partners leicht ab, indem Sie um sein Knie fassen und es etwas nach außen ziehen, bis das Bein deutlich angewinkelt ist. Die Außenseiten der Beine sind sehr empfindlich und sprechen auf erotische Reize umso stärker an, je sanfter Sie massieren.

✳ Streicheln Sie die Außenseite des linken Beins mit Ihren Fingerkuppen. Lassen Sie die Fingerkuppen einer Hand von der Hüfte über Ober- und Unterschenkel abwärts bis zum Knöchel gleiten. Wiederholen Sie das mehrmals mit einer

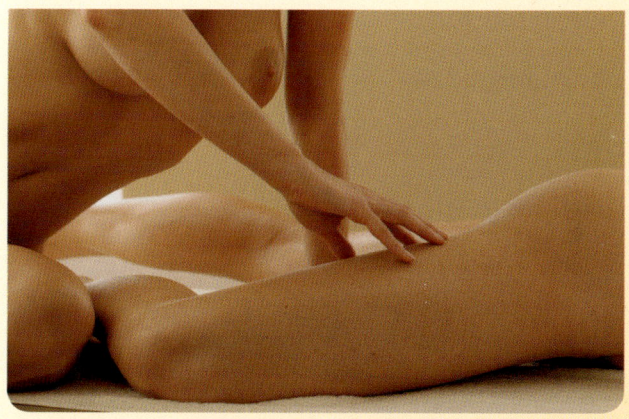

Berühren Sie mit den Fingerkuppen sanft die Außenseite des Beins.

Tantra-Massage-Tipp

Sprechen Sie während der Massage so wenig wie möglich. Achten Sie auf die Körpersignale Ihres Partners. Tauschen Sie sich nur dann verbal aus, wenn etwas störend oder unangenehm ist.

Hand oder mit beiden Händen abwechselnd. Führen Sie die Bewegung sehr langsam und sanft aus. Sie können die gleiche Technik dann auch noch einige Male mit der ganzen Handfläche durchführen.

Schritt 4 Gießen Sie wieder etwas Öl in Ihre Handflächen und wenden Sie sämtliche Massagegriffe nun auch am rechten Bein Ihres Partners an.

Gesäß (Bauchlage)

Der Gesäßmuskel ist der größte Muskel des Körpers und zugleich eine seiner wichtigsten erogenen Zonen. Viele Menschen sind an dieser Stelle sehr empfindlich. Mit den richtigen Techniken können Sie gerade in diesem Bereich die sexuelle Erregung Ihres Partners gut steigern. Vorsicht ist jedoch mit Berührungen des Anus geboten – nicht jeder ist offen genug, um sich einer so intimen Massage hinzugeben.

Überschreiten Sie ohne vorherige Absprache keine Grenzen, denn das ist für die gemeinsame Vertrauensbasis wichtig. Konzentrieren Sie sich darauf, die Muskeln sowie die Chakras zu behandeln. Führen Sie die Pomassage ruhig etwas kräftiger aus, doch achten Sie stets auf die Reaktionen Ihres Partners.

Schritt 1 Zu Beginn der Pomassage sollte Ihr Partner seine Beine ganz geschlossen haben. Sie können entweder seitlich neben ihm sitzen oder sich im Fersensitz über seine Beine knien. Gießen Sie reichlich Öl in Ihre Handflächen.

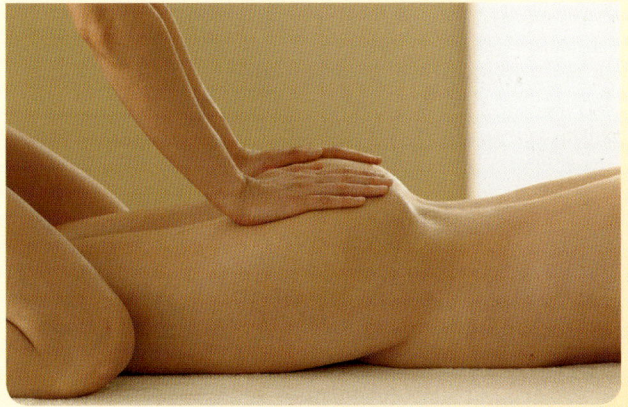

Schritt 1: Massieren Sie beide Pobacken mit flachen Händen.

✳ Führen Sie nun zuerst vertikale Striche durch. Massieren Sie beide Pobacken gleichzeitig, indem Sie mit den flachen Händen von der Mitte der Oberschenkel aus parallel aufwärts über den Po bis zum unteren Rücken und von da wieder abwärts streichen. Wiederholen Sie das Auf- und Abstreichen einige Male sehr langsam; variieren Sie dabei den Abstand Ihrer Hände – führen Sie die Hände einmal sehr eng, sodass sich die Daumen berühren, und entfernen Sie sie dann weiter voneinander, sodass Sie Hüften und Po auch an den Außenseiten stimulieren können.

Schritt 2 Setzen Sie sich nun auf die linke Seite Ihres Partners – etwa in Hüfthöhe. Behandeln Sie die linke Pobacke, indem Sie langsame Striche von der Mitte des Pos – also von der Pofalte aus – nach außen durchführen. Die Hände liegen parallel auf der linken Gesäßhälfte. Wechseln Sie die Hände rhythmisch ab – ziehen Sie zuerst die rechte Hand flach von der Pofalte aus nach außen bis zum Hüftknochen. Ist die rechte Hand dort angelangt, übernimmt die linke. Dabei können Sie auch etwas fester um den Pomuskel greifen und ihn jedes Mal sanft nach außen ziehen.

✳ Als Nächstes setzen Sie den Handballen ein, um Kreise auf der linken Pobacke Ihres Partners zu ziehen. Lassen Sie einen Handballen vor allem in der Wölbung der Pobacke kreisen, denn hier liegt ein wichtiges Energiezentrum: Führen Sie

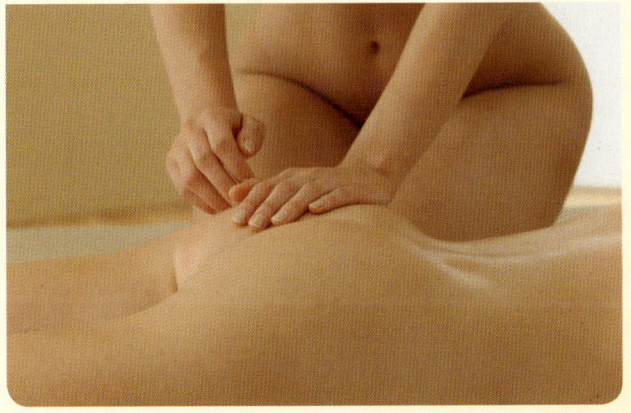

Schritt 2: Streichen Sie mit der flachen Hand sanft nach außen.

zunächst kleine und anschließend immer größer werdende Kreise aus.

✳ Wiederholen Sie die Techniken von Schritt 2 auch auf der anderen Seite.

Schritt 3 – Chakra-Massage Über den Gesäßbereich lassen sich die beiden unteren Chakras – sowohl das Basis-Chakra als auch das Sexual-Chakra – gut ansprechen. Bei den folgenden Techniken sollten Sie ausschließlich mit Ihrer Vorstellungskraft arbeiten.

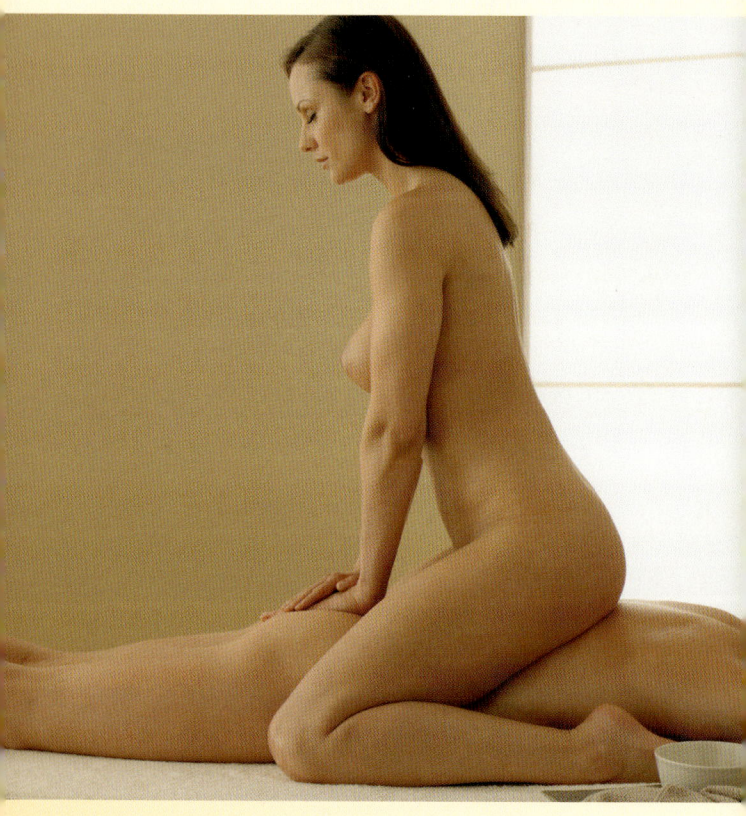

✱ Öffnen Sie die Beine Ihres Partners ein wenig und knien Sie sich verkehrt herum über ihn – Ihr Po sollte sich in Höhe seines unteren Rückens befinden, Sie blicken abwärts in Richtung seiner Füße. Setzen Sie sich nicht mit Ihrem ganzen Gewicht auf seinen Rücken, sondern stützen Sie einen Teil Ihres Gewichts im Fersensitz ab.

Das Basis-Chakra aktivieren Legen Sie Ihren linken Handballen jetzt auf das Steißbein, auf den untersten Abschnitt der Wirbelsäule. Der Daumen weist leicht nach rechts, die übrigen Finger zeigen nach unten in Richtung der Geschlechtsorgane – Ihre Hand sollte sich einfach der Form des Pos anpassen. Ihre rechte Hand legen Sie dann quer auf den linken Handrücken, dabei zeigen die Finger alle nach links.

Zum Aktivieren des Basis-Chakras setzen Sie sich verkehrt herum über Ihren Partner.

✱ Schließen Sie nun die Augen und nehmen Sie innerlich Kontakt zum vitalen Basis-Chakra Ihres Partners auf. Dieses Chakra ist das Energiezentrum seiner ursprünglichen Lebenskraft – der Sitz der Kundalini-Energie und die Quelle des Lebenswillens.

✱ Atmen Sie einige Male tief durch. Stellen Sie sich jetzt vor, wie Sie mit jedem Ausatmen Energie in das Basis-Chakra Ihres Partners strömen lassen. Lassen Sie Ihre Lebensenergie ganz entspannt durch die Handflächen in dieses Zentrum fließen. Wenn Sie möchten, können Sie sich dabei rote Strahlen vorstellen, die von Ihren Händen aus in den Beckenboden Ihres Partners strömen und heilende Wärme spenden. Wiederholen Sie die Visualisierung für die Dauer von sieben tiefen Atemzügen.

✱ Entfernen Sie die Hände dann sehr behutsam vom Steißbein. Legen Sie eine Hand auf die Pobacke und wechseln Sie Ihre Körperposition, indem Sie sich umdrehen und etwas abwärts rutschen.

Das Sexual-Chakra aktivieren Schließen Sie die Beine Ihres Partners und knien Sie sich über seine Oberschenkel.

✱ Legen Sie Ihre linke Hand nun auf den unteren Bereich seiner Lendenwirbelsäule, wenige Zentimeter oberhalb des Steißbeins. Der Daumen weist nach rechts, alle übrigen Finger sind geschlossen und zeigen nach oben in Richtung Kopf.

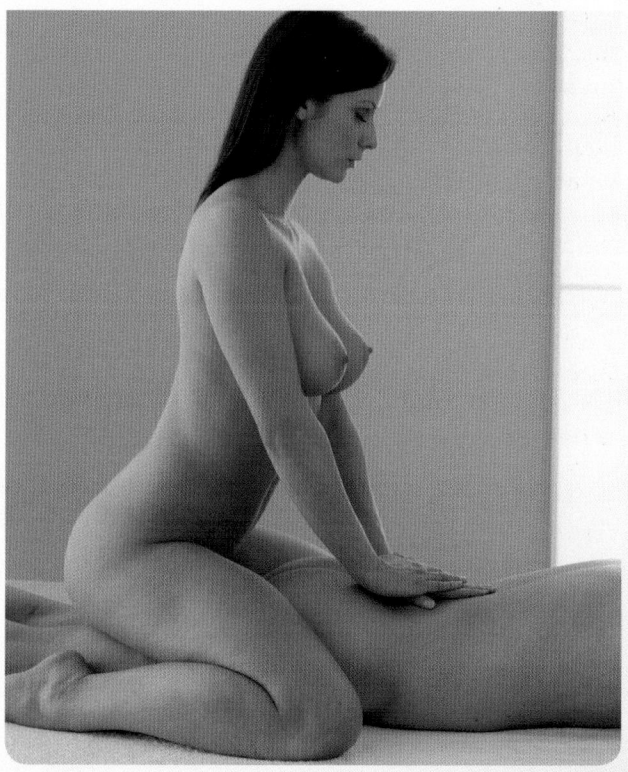

Lassen Sie Energie in das Sexual-Chakra Ihres Partners strömen.

Die rechte Handfläche legen Sie waagrecht auf den linken Handrücken – die Finger zeigen dabei nach links. Schließen Sie die Augen und leben Sie sich in das Sexual-Chakra Ihres Partners ein. Dieses Chakra ist Sitz der Leidenschaft, der sexuellen Lust und der Lebensfreude.

✳ Atmen Sie mehrmals tief durch. Stellen Sie sich dann vor, wie Sie mit jedem Ausatmen Energie in das Sexual-Chakra strömen lassen. Lassen Sie Prana durch Ihre Handflächen in dieses Zentrum der Lust fließen. Sie können dabei Ihre Vorstellungskraft zu Hilfe nehmen, indem Sie sich orangefarbene Strahlen vorstellen, die von Ihren Händen aus in den unteren Rücken Ihres Partners strömen und aktivierende Wärme spenden. Wiederholen Sie die Visualisierung für die Dauer von sieben tiefen Atemzügen.

✳ Lösen Sie die Hände anschließend sehr behutsam von der unteren Wirbelsäule und setzen Sie sich auf die linke Seite Ihres Partners.

Rücken und Nacken (Bauchlage)

Die folgenden Massagegriffe können Sie sowohl als Teil der Ganzkörperbehandlung als auch als eigenständige Kurzmassage für zwischendurch anwenden. Selbst wenn Sie Ihren Partner noch nicht besonders gut kennen – gegen eine unverfängliche Rücken- und Nackenmassage wird er sicher nichts einzuwenden haben. Rücken und Nacken sind oft besonders verspannt, sodass Massagen in diesem Bereich jedem guttun. Dass Sie während der Rückenmassage auch einige wichtige Energiezonen und Chakras beeinflussen und damit vitale Energien wecken, schadet sicherlich nicht.

Innerhalb der erotischen Partnermassage ist die Stimulierung des Rückens wichtiger als es scheint: Da viele unbewusste und verdrängte Aspekte »in den Rücken gesteckt werden«, sitzen im Rücken viele vernachlässigte Persönlichkeitsanteile. Diese können durch zärtliche Massagen vorsichtig wieder ins Bewusstsein geholt werden, Ängste und Hemmungen werden abgebaut.

Schritt 1 Knien Sie sich über die Oberschenkel Ihres Partners, sodass Sie in Richtung seines Kopfes blicken. Achten Sie vor allem bei hohem Körpergewicht darauf, sich nicht auf Ihren Partner zu setzen, sondern einen Teil Ihres Gewichts mit Ihren Beinen abzufangen.

✳ Beginnen Sie die Rückenmassage mit sanftem Streichen: Setzen Sie beide Hände kurz oberhalb des Pos rechts und links auf den unteren Rücken – die Finger zeigen nach oben. Lassen Sie beide Handflächen an der Wirbelsäule entlang parallel aufwärts gleiten: vom unteren Rücken über die Schulterblätter bis zum Nacken. Sie fahren dabei langsam über die langen Rückenmuskeln aufwärts – unten liegen Ihre Hände dabei sehr eng zusammen; je weiter sie nach oben gleiten, desto mehr entfernen sie sich voneinander, sodass Sie eine leichte V-Form beschreiben. Gleiten Sie mit den Händen am Rücken mehrmals rhythmisch in Längsrichtung aufwärts und gleich wieder abwärts. Achten Sie darauf, dass der Druck sanft, aber immer gleichbleibend ist.

❋ Führen Sie nun einige Streichelbewegungen »mit Katzen-pfoten« durch. Streicheln Sie dazu mit Ihren Fingerkuppen sehr zart vom Haaransatz über Hals und Rücken abwärts bis zum Po – die rechte und linke Hand wechseln sich dabei immer ab. Wiederholen Sie dies auf beiden Seiten des Rückens einige Male.

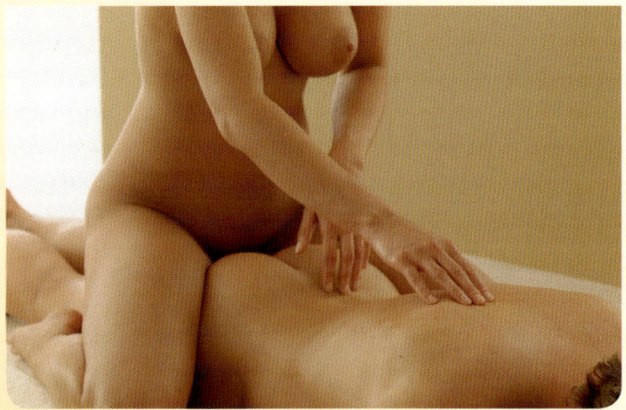

Schritt 1: Streichen Sie vom Haaransatz bis zum Po hinunter.

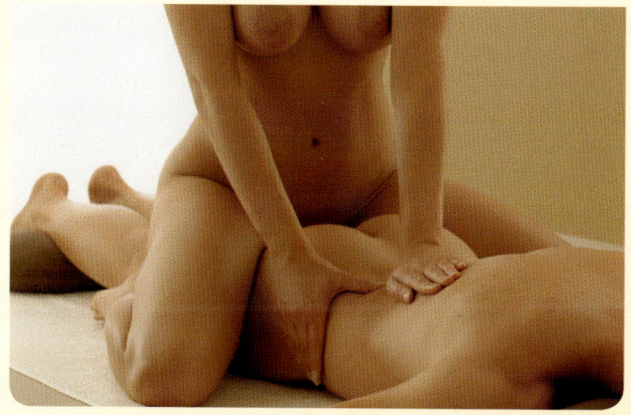

Schritt 2: Die eine Hand umgreift die Hüfte, die andere kreist.

Schritt 2 Wenden Sie sich nun der linken Seite des Rückens zu. Mit der linken Hand umgreifen Sie die linke Hüfte Ihres Partners – mit der rechten Handfläche führen Sie kleine Kreise durch, die immer größer werden und sich spiralförmig nach außen drehen. Beginnen Sie die Kreisbewegung am obersten Teil des Gesäßes. Lassen Sie die Hand hier fünfmal kreisen.
❋ Setzen Sie die Handfläche dann eine Handbreit höher auf die linke Seite des unteren Rückens und kreisen Sie wieder fünfmal. Wiederholen Sie dies, indem Sie die Hand auf der linken Seite des Rückens immer höher wandern lassen. Be-

*Schritt 3: Mit diesem Griff werden die seit-
lichen Rückenmuskeln sanft massiert.*

enden Sie diese Technik in Nackenhöhe
und lassen Sie die Hand dort ein letztes
Mal kreisen.

✳ Führen Sie das Ganze auch auf der
rechten Seite des Rückens und Nackens
durch.

Schritt 3 Jetzt massieren Sie die seitlichen Rückenmuskeln Ihres Partners.
Um seine linke Flanke zu behandeln,
knien Sie sich zunächst auf seine rechte Seite. Streichen Sie
abwechselnd mit beiden Handflächen von seiner linken
Körperseite zur Mitte des Rückens hin. Umgreifen Sie die
Muskeln sanft, und ziehen Sie sie abwechselnd rhythmisch
zur Wirbelsäule hin. Sobald die rechte Hand die Wirbelsäule
erreicht, setzt die linke unten an – die eine Hand folgt also der
anderen in langsamen Gleitbewegungen. Führen Sie die Technik zunächst an Hüften und Taille und dann auch höher, im
Bereich der Rippen, durch. Wiederholen Sie das einige Male.

✳ Führen Sie die Technik auch auf der anderen Körperseite
Ihres Partners durch.

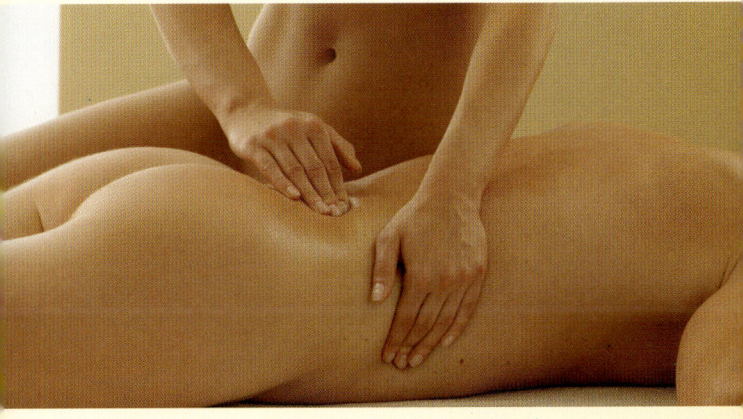

Schritt 4 Massieren Sie nun den Nacken Ihres Partners. Knien Sie sich dazu wieder über seine Taille. Mit der rechten Hand massieren Sie den rechten, mit der linken den linken Nackenmuskel. Greifen Sie sanft um den weichen Nackenmuskel und ziehen Sie die Handfläche mit etwas Kraft nach unten in Richtung Schulterblatt. Sie können diese sanften Bewegungen mit beiden Händen parallel oder abwechselnd durchführen. Atmen Sie dabei tief und entspannt.

Schritt 5 – Chakra-Massage Bei der Rücken- und Nackenmassage lassen sich das dritte, vierte und fünfte Chakra gut stimulieren, da sie ebenso wie die beiden unteren Chakras allesamt an der Wirbelsäule entlang liegen. Bei den folgenden Techniken legen Sie nur Ihre Hände auf und arbeiten ausschließlich mit Ihrer Vorstellungskraft.

Das Nabel-Chakra aktivieren Sie knien über den Oberschenkeln Ihres Partners.
✳ Das Nabel-Chakra ist auf der Körpervorderseite leicht zu finden – es liegt knapp oberhalb des Nabels. Um die Stelle auf dem Rücken zu finden, können Sie sich eine senkrechte Linie

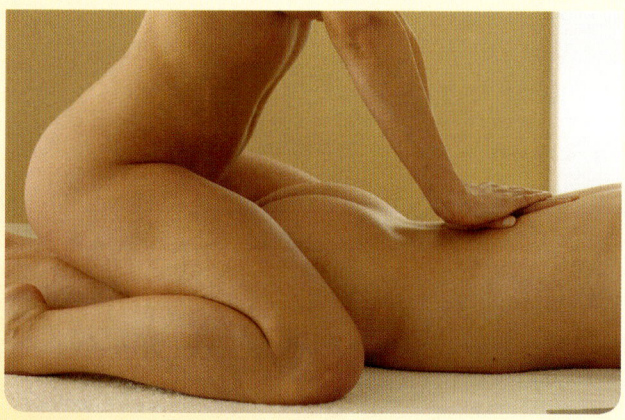

Aktivieren Sie auch das Nabel-Chakra bei der Rückenmassage.

vorstellen, die vom Nabel aus direkt durch den Körper zum Rücken verläuft. Legen Sie Ihre linke Hand einige Zentimeter oberhalb dieses Punktes sanft auf die Wirbelsäule auf. Der Daumen weist nach rechts, alle übrigen Finger sind geschlossen und zeigen nach oben. Legen Sie die rechte Handfläche waagrecht auf den linken Handrücken – die Finger zeigen dabei nach links. Schließen Sie die Augen und leben Sie sich in das Nabel-Chakra Ihres Partners ein. Dieses Chakra ist das energetische Zentrum intensiver Gefühle. Es hängt mit der Sensibilität und dem Mitgefühl zusammen, ist aber auch das Zentrum tief sitzender Ängste.

❋ Atmen Sie mehrmals tief durch. Stellen Sie sich dann vor, wie Sie mit jedem Ausatmen Energie in das Nabel-Chakra senden. Lassen Sie die Lebensenergie durch Ihre Hände gebündelt in dieses Chakra der Gefühle fließen. Sie können sich dabei auch gelbe Sonnenstrahlen vorstellen, die von Ihren Händen aus in den unteren Rücken Ihres Partners strömen und ihm Wärme schenken. Bleiben Sie sieben tiefe Atemzüge lang bei dieser geistigen Energieübertragung.

❋ Lösen Sie die Hände dann sehr behutsam und lassen Sie sie ein bis zwei Handbreit aufwärts wandern.

Das Herz-Chakra aktivieren Legen Sie Ihre linke Hand nun zwischen die Schulterblätter – genau in die Mitte der Brustwirbelsäule. Von hier aus können Sie den Energiefluss im Herz-Chakra über die Körperrückseite anregen. Legen Sie die Hand flach und sanft auf die Wirbelsäule. Der Daumen weist nach rechts oben, alle übrigen Finger sind geschlossen und zeigen in Richtung Kopf. Die rechte Handfläche legen Sie waagrecht auf den linken Handrücken – die Finger zeigen dabei nach links. Schließen Sie die Augen und versuchen Sie, einen inneren Kontakt zum Herz-Chakra Ihres Partners aufzunehmen. Dieses Energiezentrum ist Sitz der Liebe und Menschlichkeit.

✳ Atmen Sie ein paar Mal tief durch. Stellen Sie sich dann vor, wie Sie mit jedem Ausatmen Energie in das Herz-Chakra Ihres Partners strömen lassen. Lassen Sie Prana durch Ihre Handflächen in dieses Zentrum der Liebe und der Gefühlswärme fließen. Sie können sich zusätzlich grüne Strahlen vorstellen, die von Ihren Händen aus in die Brust Ihres Partners strömen. Bleiben Sie für die Dauer von sieben tiefen Atemzügen bei dieser Technik.

✳ Lösen Sie die Hände dann sehr langsam und behutsam von dieser Stelle.

Das Hals-Chakra aktivieren Auch das Hals-Chakra lässt sich gut von der Rückseite des Körpers aus stimulieren.

✳ Legen Sie beide Hände diagonal auf die Halswirbelsäule Ihres Partners. Die linke Hand liegt direkt auf der Haut, die Finger sind geschlossen und zeigen schräg nach rechts oben

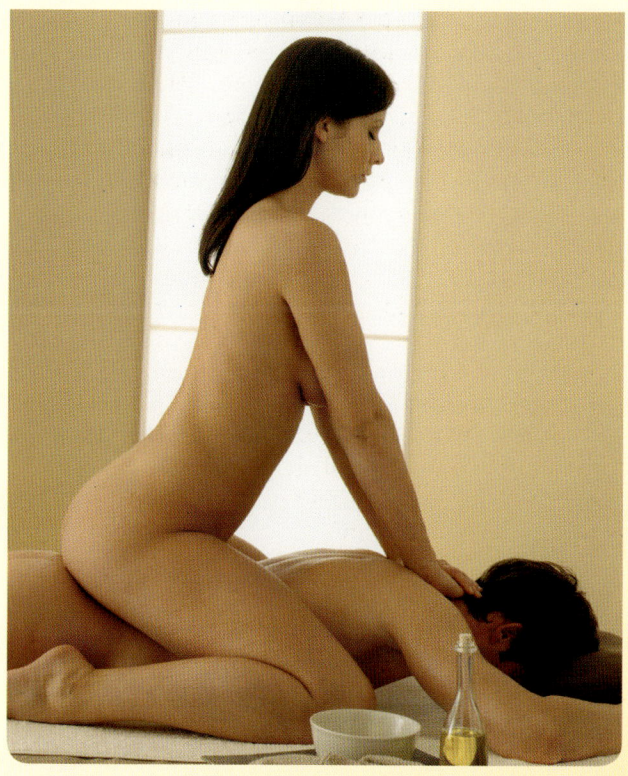

Lassen Sie Energie in das Hals-Chakra Ihres Partners strömen.

– die rechte Hand liegt auf dem linken Handrücken, die Finger zeigen schräg nach links oben. Beide Hände bilden ein kleines Andreaskreuz.

✳ Schließen Sie die Augen und leben Sie sich in das Hals-Chakra Ihres Partners ein. Dieses Zentrum hängt mit den Aspekten Kommunikation und Ausdruckskraft zusammen. Wird die Energie im Hals-Chakra befreit, wird es Ihrem Partner leichter fallen, seine Gefühle verbal zu äußern und offen über Probleme zu sprechen, die beispielsweise die Beziehung belasten.

✳ Atmen Sie tief durch. Stellen Sie sich jetzt vor, wie Sie mit jedem Ausatmen aus Ihren Handflächen wohltuende Energie in das Hals-Chakra strömen lassen. Wenn Sie möchten, können Sie auch dabei wieder Ihre Vorstellungskraft zu Hilfe nehmen. Visualisieren Sie dazu zarte, hellblaue Strahlen, die von Ihren Händen aus in den Halsbereich Ihres Partners strömen

Tantra-Massage-Tipp

Bei der Tantra-Massage kommt es nicht so sehr auf die Technik an. Viel wichtiger ist, dass Sie liebevoll mit Ihrem Partner umgehen und auf Ihre Intuition hören. Nicht im Machen, sondern im Geschehen-lassen liegt das Geheimnis.

und ihm Klarheit und Offenheit schenken. Bleiben Sie sieben Atemzüge lang bei dieser Visualisierung.

* Lösen Sie die Hände langsam und vorsichtig vom Hals- und Nackenbereich.

Hände, Arme und Schultern (Rückenlage)

Bitten Sie Ihren Partner, sich jetzt auf den Rücken zu legen, denn mit allen nun folgenden Techniken wird die Körpervorderseite behandelt. Zunächst werden Hände, Arme und Schultern massiert. Die Hände – und vor allem die Handteller – gehören bei den meisten Menschen zu den erogenen Zonen. Aus Sicht des Tantra ist die Handmassage auch deshalb wichtig, da die Hand-Chakras dadurch aktiviert werden. Diese Energiezentren hängen mit Aspekten wie Berührung, Kontakt zur Außenwelt und Handlungsfähigkeit zusammen und haben dementsprechend auch starke Auswirkungen auf jede Partnerschaft.

Zwar sind die Hände nicht ganz so empfindlich wie die Fußsohlen; dennoch sind auch die Handflächen sehr sensibel: Falls Ihr Partner an den Händen kitzelig ist, sollten Sie ihn hier nicht zu zart massieren. Dasselbe gilt für die Innenseite der Unter- und Oberarme.

Schritt 1 Setzen oder knien Sie sich auf die linke Seite Ihres Partners, um seinen linken Arm zu behandeln. Für einige

Griffe ist es am einfachsten, den Arm etwas anzuwinkeln und seine Hand in Ihren Schoß zu legen.

✻ Legen Sie Ihre linke Hand in die linke Hand Ihres Partners, die rechte Hand legen Sie sanft auf seine Ellenbeuge – versuchen Sie, die Hand sehr bewusst zu spüren.

✻ Gießen Sie nun ein wenig Öl in die linke Hand Ihres Partners. Verteilen Sie das Öl in seiner ganzen Handfläche und auf seinen Fingern. Machen Sie dies mit sanften – sowohl waagrechten als auch senkrechten – Streichbewegungen auf seiner Handfläche.

✻ Behandeln Sie nun den Handrücken Ihres Partners: Umgreifen Sie seine Hand dazu mit Ihren beiden Händen so, dass Sie Ihre Daumen auf seinen Handrücken legen können. Führen Sie mit den Daumenkuppen kleine Streichbewegungen durch; massieren Sie dabei vor allem die Stellen zwischen den Fingerknochen: Fahren Sie mit den Daumen von den Fingerknöcheln zum Handgelenk und wieder zurück und wiederholen Sie dieses lange Streichen einige Male mit mäßigem Druck.

✻ Umgreifen Sie die Hand Ihres Partners nun andersherum: Ihre Daumen befinden sich auf der Handinnenfläche, die restlichen Finger stützen den Handrücken. Dehnen Sie die Handfläche Ihres Partners etwas, sodass sie sich weit öffnet. Führen Sie mit beiden Daumen gleichzeitig rechts und links auf dem Handteller kreisende Bewegungen durch. Beginnen

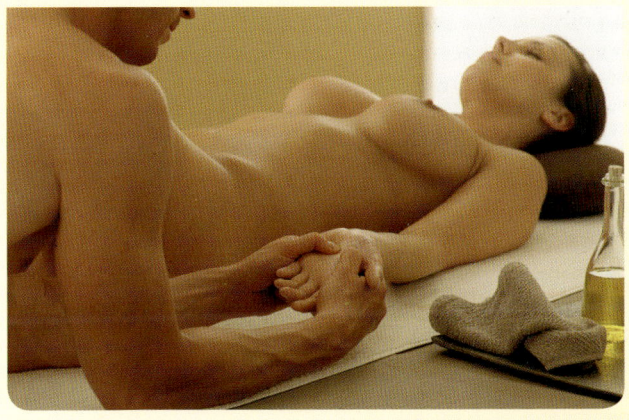

Die Handinnenseiten sind bei den meisten Menschen sehr sensibel.

Sie am Handballen, kurz oberhalb des Handgelenks, und arbeiten Sie sich auf zwei parallelen Linien aufwärts – die eine Linie endet zwischen Zeige- und Mittelfinger, die andere zwischen Ring- und kleinem Finger. Massieren Sie mit den Daumenkuppen kreisend mehrmals an diesen imaginären Linien auf und ab.

Schritt 2 Tauchen Sie Ihre Fingerkuppen in Öl und behandeln Sie nun die Finger. Bilden Sie mit Ihrem Daumen, Zeige- und Mittelfinger einen zangenähnlichen Griff. Greifen Sie um jeden einzelnen Finger und gleiten Sie an ihm mehrmals nach innen und wieder nach außen. Beginnen Sie beim Daumen und massieren Sie alle Finger sanft durch.

Schritt 3 Um den linken Arm zu behandeln, legen Sie eine Hand passiv in die linke Hand Ihres Partners. Umgreifen Sie sie sanft und lassen Sie sie während der gesamten Armmassage dort liegen.

✽ Gießen Sie etwas Öl auf den Arm Ihres Partners und führen Sie zunächst einige lange Striche über die ganze Arm-

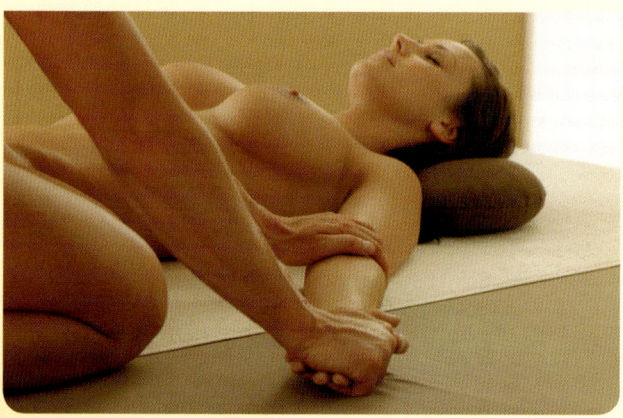

Wenden Sie beim Abwärtsstreichen so wenig Druck wie möglich an.

innenseite durch – vom Handgelenk zur Ellenbeuge und von dort weiter hinauf bis zur Achsel. Während Sie mit der Hand nach oben streichen, sollten Sie etwas mehr Druck ausüben – streicht Ihre Hand wieder abwärts in Richtung Handgelenk, sollten Sie dabei federleicht streichen.

✳ Führen Sie die gleiche Technik auch auf der Außenseite des Unter- und Oberarms Ihres Partners durch: Streichen Sie mit einer Handfläche vom Handgelenk zum Ellbogen und weiter hinauf bis zur Schulter – führen Sie die Linie rhythmisch und rund weiter bis zum Schlüsselbein. Wiederholen Sie das einige Male.

Schritt 4 Legen Sie den Arm Ihres Partners wieder weich auf den Boden und führen Sie alle Techniken anschließend auch auf der anderen Körperseite durch.

Gesicht (Rückenlage)

Eine Gesichtsmassage wird meist als äußerst angenehm und entspannend empfunden. Sie kann darüber hinaus auch sexuell stimulierend wirken, da viele Energiezonen, die mit den Unterleibsorganen verbunden sind, im Bereich des Gesichts liegen. Auch die gesundheitlichen Wirkungen der Gesichtsmassage wurden in Indien schon vor vielen Jahrhunderten gelobt. Schon mit einigen einfachen Massagetechniken lassen sich viele Anspannungen wieder lösen.

Schritt 1 Legen Sie den Kopf Ihres Partners auf ein kleines Kissen und knien Sie sich im Fersensitz so hinter ihn, dass sein Kopf zwischen oder auf Ihren Beinen liegt.

❋ Beginnen Sie mit einer kleinen Kopfhautmassage, für die Sie kein Öl verwenden: Greifen Sie Ihrem Partner in die Haare und führen Sie mit den Fingerkuppen kreisende Bewegungen auf seiner Kopfhaut aus. Stellen Sie sich dabei vor, Sie würden seine Haare gründlich waschen. Kreisen Sie mit allen Fingerkuppen über die hinteren, vorderen und seitlichen Bereiche des Schädeldachs.

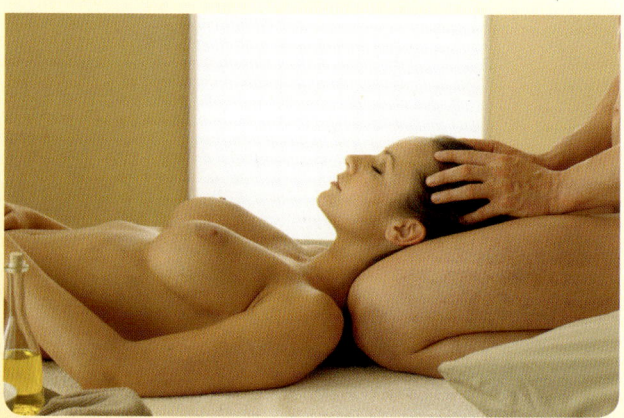

Eine Kopfhautmassage wird meist als sehr wohltuend empfunden.

Vorsicht!

Führen Sie im Gesicht ausschließlich sehr sanfte und fließende Kreis- und Streichbewegungen aus. Achten Sie außerdem darauf, in Augennähe keine ätherischen Öle, sondern ausschließlich reines Mandel- oder Jojobaöl zu benutzen. Falls Sie noch Reste einer Öl-mischung mit ätherischen Ölen an den Händen haben, tauchen Sie diese kurz in die kleine Schale mit dem Seifenwasser und trocknen Sie sie gut ab, bevor Sie das Gesicht behandeln. Die ersten beiden Stufen der Gesichtsmassage werden ganz ohne Öl ausgeführt.

Schritt 2 – das Kronen-Chakra aktivieren Widmen Sie sich nun dem Kronen-Chakra. Dieses Zentrum liegt auf dem Scheitel, dem höchsten Punkt des Schädels. Legen Sie Ihre linke Hand diagonal auf den Scheitel Ihres Partners – die Finger sind geschlossen und weisen schräg nach rechts. Die rechte Handfläche legen Sie auf den linken Handrücken, so-dass beide Hände die Form eines Andreaskreuzes bilden; die Finger Ihrer rechten Hand zeigen schräg nach links.

✳ Nehmen Sie nun Kontakt zum Kronen-Chakra Ihres Partners auf. Dieses Zentrum der Spiritualität verbindet uns mit den Kräften des Universums. Lassen Sie die Hände bewegungslos auf dem Scheitel liegen. Atmen Sie einige Male tief.

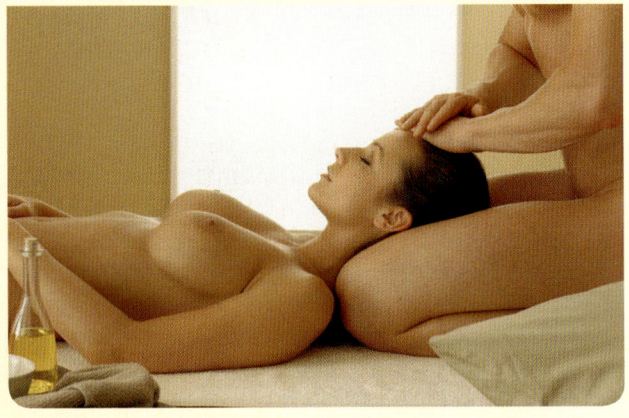

Lassen Sie Energie in das Kronen-Chakra Ihres Partners strömen.

✻ Stellen Sie sich jetzt vor, wie Sie mit jedem Ausatmen Energie in das Kronen-Chakra schicken. Sie können auch violette Strahlen visualisieren, die von Ihren Händen in das Schädeldach strömen. Bleiben Sie sieben Atemzüge lang bei dieser Vorstellung. Lösen Sie Ihre Hände behutsam vom Scheitel.

Schritt 3 Verteilen Sie nun einige wenige Tropfen reines Mandel- oder Jojobaöl in Ihren Handflächen. Legen Sie die Handflächen flach auf die Schläfen Ihres Partners und streichen Sie mit den Daumen sanft über seine Stirn.

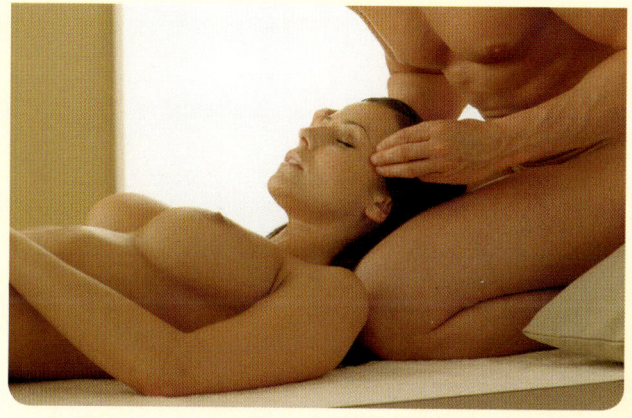

Eine Schläfenmassage hilft auch bei Spannungskopfschmerzen.

✻ Legen Sie nun die Kuppen von Zeige-, Mittel- und Ringfinger aneinander und massieren Sie beide Schläfen gleichzeitig mit sanften, kreisenden Bewegungen. Beschreiben Sie zuerst sehr kleine, dann etwas größere Kreise – und zwar sowohl im als auch gegen den Uhrzeigersinn.

Schritt 4 Legen Sie Ihre Handballen ganz sanft rechts und links neben die Nase Ihres Partners auf die Wangenknochen – die Finger zeigen zu den Ohren. Lassen Sie die Handballen jetzt weich über die Wangenknochen abwärts bis über die

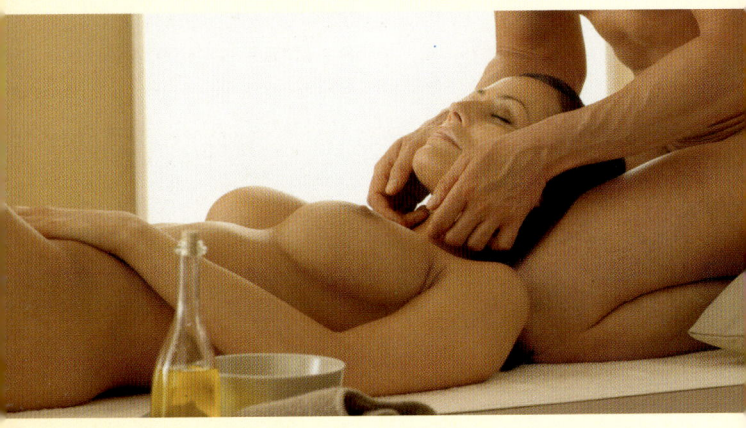

Ohrmuscheln gleiten. Setzen Sie die Handballen wieder neben der Nase an und wiederholen Sie die Technik fünfmal.
✱ Umfassen Sie beide Ohren jeweils mit Daumen und Zeigefinger. Massieren und kneten Sie sowohl die Ohrläppchen als auch die Ohrmuschel zärtlich durch.

Schritt 5 – das Stirn-Chakra aktivieren   Bitten Sie Ihren Partner, die Augen geschlossen zu lassen. Legen Sie Ihre linke Hand auf seine Stirn – dabei sollte die Mitte Ihrer Handfläche genau über dem Punkt zwischen den beiden Augenbrauen, dem sogenannten Dritten Auge, liegen. Ihre Finger zeigen

Schritt 4: Die Handballen streichen weich über die Wangenknochen abwärts bis über die Ohrmuscheln.

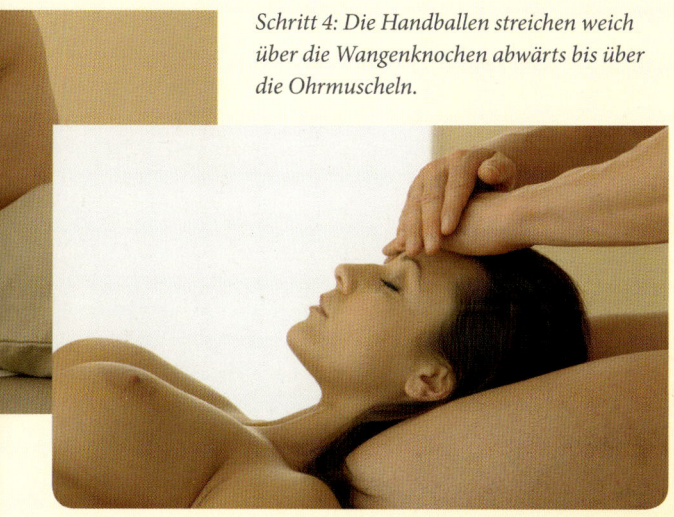

Lassen Sie Energie in das Stirn-Chakra Ihres Partners strömen.

schräg nach rechts. Legen Sie Ihre rechte Handfläche auf den linken Handrücken, die Finger der rechten Hand zeigen schräg nach links, und beide Hände bilden ein Andreaskreuz.
❋ Schließen Sie die Augen und versuchen Sie, innerlich Kontakt zum Stirn-Chakra Ihres Partners aufzunehmen. Dieses Chakra ist das Zentrum der Intuition und Weisheit. Atmen Sie tief durch. Stellen Sie sich jetzt vor, wie Sie mit

jedem Ausatmen Energie in das Stirn-Chakra fließen lassen. Sie können sich dunkelblaue Lichtstrahlen vorstellen, die aus Ihren Handflächen in das Dritte Auge Ihres Partners strömen. * Führen Sie diese Visualisierung sieben tiefe Atemzüge lang durch und lösen Sie Ihre Hände dann langsam von der Stirn.

Brust (Rückenlage)

Dass die weibliche Brust sehr empfindsam ist und zugleich zu den wichtigsten erogenen Zonen gehört, ist allgemein bekannt. Weniger bekannt ist, dass auch Männer Brustmassagen sehr erotisch finden. Für viele Männer gilt es leider als unmännlich, sich für die Lustgefühle zu öffnen, die die Stimulation der Brust und insbesondere der Brustwarzen auslöst. Doch tatsächlich ist die Brust auch beim Mann ein sehr erotischer Bereich – und die Reaktionen auf eine verführerische Brustmassage sind oft alles andere als unmännlich …
Männer dürfen bei der Brustmassage ruhig ein wenig kräftiger behandelt werden; der weibliche Busen sollte hingegen immer sehr behutsam und zart massiert werden. Eine Ausnahme bilden die Brustwarzen, die hin und wieder recht kräftig stimuliert werden sollten, um leidenschaftliche Gefühle zu wecken. Doch Vorsicht: Ihr Partner wird nicht jeden Tag gleich reagieren – gerade die Brustwarzen sind an manchen Tagen sehr empfindlich, an anderen weniger. Achten Sie deshalb immer auf die Reaktionen.

Bei der Massage der Brust sollten Sie sehr großzügig mit dem Massageöl umgehen. Das gilt erst recht, wenn Sie eine behaarte Männerbrust behandeln. Führen Sie bei der Brustmassage ausschließlich streichende und kreisende Bewegungen durch.

Schritt 1 Knien Sie sich über die Taille Ihres Partners – Ihr Po berührt dabei seinen Bauch, und Sie blicken nach oben. Mit Ihren Fingerkuppen ziehen Sie zärtlich lange Striche von oben nach unten. Setzen Sie unterhalb der Ohrläppchen

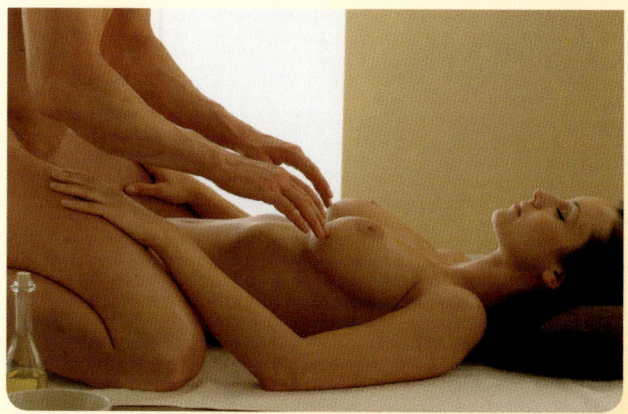

Setzen Sie zur Massage der Brust Ihre Fingerkuppen ein.

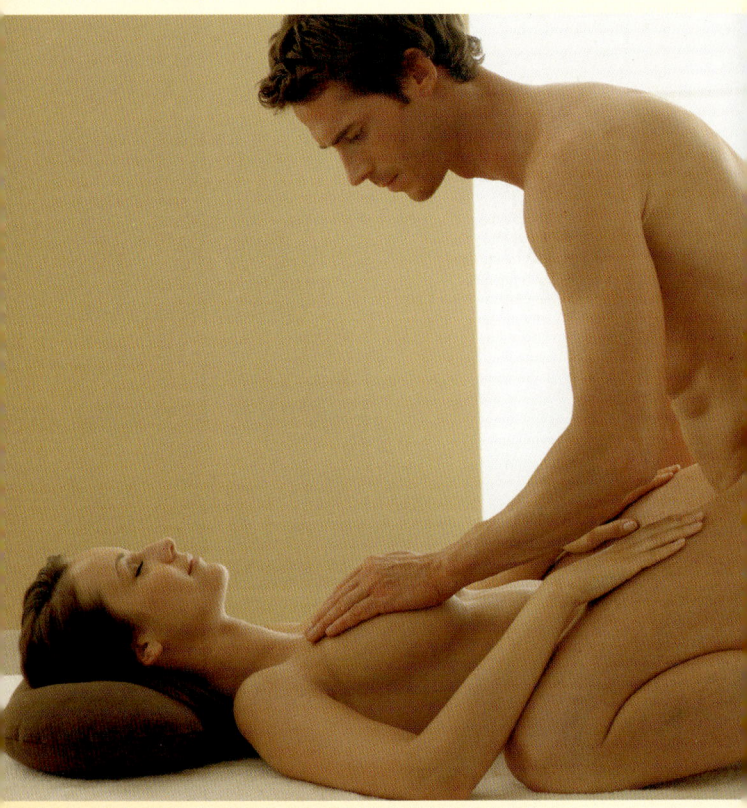

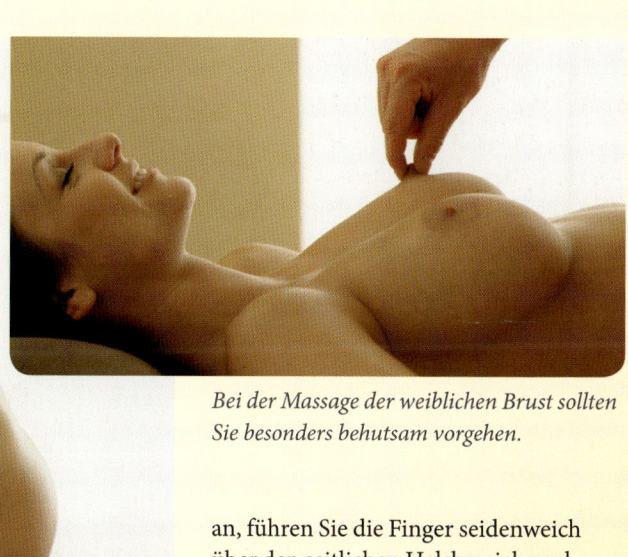

Bei der Massage der weiblichen Brust sollten Sie besonders behutsam vorgehen.

an, führen Sie die Finger seidenweich über den seitlichen Halsbereich und dann über die Mitte der Brust bis zum Oberbauch. Führen Sie das Streicheln mehrmals wie mit Katzenpfoten durch: nicht nur in der Mitte der Brust, sondern auch über die Schultern und Brustwarzen und von dort nach außen zu den Rippen.

✳ Wiederholen Sie die gleiche Technik auch mit den Handflächen. Führen Sie langsame, zarte Striche über die Brust aus – vom Hals und von den Schultern ausgehend abwärts bis zum Oberbauch.

Schritt 2 Behandeln Sie als Nächstes die linke Brust Ihres Partners. Gießen Sie nochmals Öl in Ihre rechte Hand, bilden Sie eine Schalenform und legen Sie die Hand zart auf die linke Brust. Führen Sie dann sanfte Kreisbewegungen mit der ganzen Handfläche durch. Lassen Sie Ihre Hand jeweils fünfmal im und gegen den Uhrzeigersinn kreisen.
* Wiederholen Sie das Ganze mit der rechten Brust.

Schritt 3 Stimulieren Sie nun die Brustwarzen: Dazu benutzen Sie die Kuppen von Zeige- und Mittelfinger, die Sie nochmals in Öl eintauchen. Beschreiben Sie langsame Kreise – setzen Sie die Finger ein kleines Stück außerhalb des Warzenvorhofs an und lassen Sie sie beim Kreisen spiralförmig nach innen wandern, sodass die Kreise immer kleiner werden und sich die Finger der Brustwarze immer mehr nähern.
* Massieren Sie dann zuletzt auch die Brustwarzen selbst – lassen Sie Ihre Fingerkuppen mehrmals darüber gleiten. Umgreifen Sie die Brustwarze mit Daumen und Zeigefinger und rollen Sie sie einige Sekunden lang zwischen Ihren Fingern – mal sanfter, mal fester.
* Legen Sie Ihre Hände zum Abschluss sanft auf die Brust Ihres Partners – die rechte Hand auf die rechte, die linke auf

die linke Seite. Lassen Sie Wärme und Zuneigung durch Ihre Hände in seine Brust hineinströmen.

* Können Sie die Atembewegung Ihres Partners in seinem Brustkorb spüren? Versuchen Sie, einige Atemzüge gleichzeitig mit Ihrem Partner ein- und auszuatmen.

Bauch und Hüften (Rückenlage)

Nach der Brustmassage wenden Sie sich als Nächstes Bauch und Hüften zu. Laut Tantra-Mythologie ist der Bauch das Zentrum der Lebensenergie und Vitalität. Hier sitzen vor allem die weiblichen, lebenserhaltenden Energien – die Lebensfreude, die Verbindung zur Erde sowie zur Natur und nicht zuletzt auch die sexuellen Kräfte.

Bevor Sie die Geschlechtsorgane stimulieren, sollten Sie unbedingt eine kurze Bauchmassage durchführen. Die Berührung von Bauch und Bauchnabel verbindet Paare sehr stark miteinander und vermittelt Geborgenheit.

Da der Bauch sehr verletzlich ist, sollten Sie hier mit viel Wärme und Zärtlichkeit massieren. Ebenso wie bei der Brustbehandlung sollten Sie dabei viel Massageöl verwenden.

Schritt 1 Für die Bauchmassage können Sie sich auf die Seite Ihres Partners knien oder setzen. Oder Sie knien sich in Höhe seiner Oberschenkel im Fersensitz über ihn. Legen Sie nun zunächst Ihre Hände auf den Bauch des Partners, ohne sie zu bewegen. Legen Sie eine Hand oberhalb, die andere unterhalb des Bauchnabels sanft auf die Haut – am einfachsten ist das, wenn Sie die Hände dabei nicht senkrecht, sondern eher waagrecht oder schräg halten.

✳ Lassen Sie die Handflächen weich aufliegen, ohne Druck auszuüben. Schließen Sie die Augen und spüren Sie den Bauch Ihres Partners. Können Sie seine Atembewegung spüren? Beim Einatmen dehnt sich der Bauch, beim Ausatmen senkt er sich wieder. Sobald Sie den Atemrhythmus des Partners spüren, sollten Sie Ihren Atem für einige Atemzüge

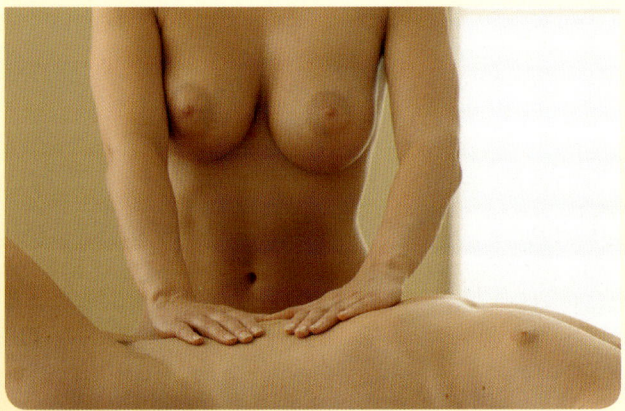

Legen Sie zunächst die Hände sanft auf den Bauch des Partners.

an seinen Rhythmus anpassen, indem Sie gleichzeitig mit ihm ein- und ausatmen.

Schritt 2 Verteilen Sie nun etwas gewärmtes Öl in Ihren Handflächen. Streichen Sie die Körpervorderseite Ihres Partners aus, indem Sie beide Hände abwechselnd vom Brustbein bis zum Schambein gleiten lassen. Stellen Sie sich einfach eine durchgehende Linie vor, die mitten über den Körper verläuft. Beginnen Sie mit der rechten Handfläche, die Sie von der Mitte des Brustbeins aus langsam nach unten gleiten

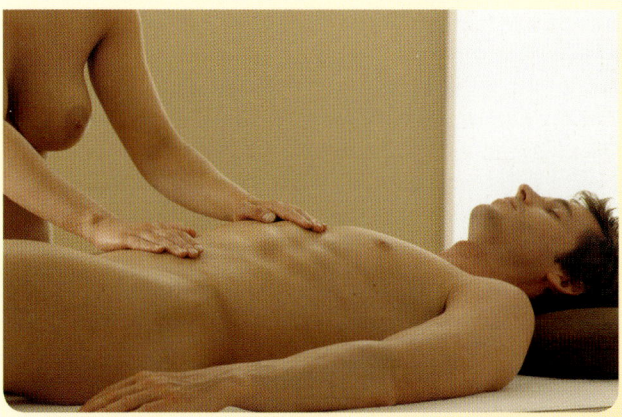

Streichen Sie nun langsam vom Brust- bis zum Schambein.

lassen – über den Magen bis zur Schamhaargrenze. Sobald die rechte Hand unten angekommen ist, übernimmt die linke, die wiederum vom Brustbein aus abwärts streicht. Wiederholen Sie diesen Teil der Massage mit jeder Hand fünfmal.

Schritt 3 Behandeln Sie nun die seitlichen Bauchpartien Ihres Partners. Um seine linke Taille und Hüfte zu behandeln, sollten Sie auf seiner rechten Körperseite sitzen und umgekehrt. Streichen Sie abwechselnd mit beiden Handflächen von der Hüfte bzw. Taille aus zur Bauchmitte. Umgreifen Sie die Hüft- und seitlichen Bauchmuskeln sanft und ziehen Sie sie abwechselnd rhythmisch zur Körpermitte hin. Die eine Hand folgt der anderen dabei in langsamen Gleitbewegungen. Wenden Sie die Technik mehrmals an – zunächst im Bereich der unteren Rippen und dann auch tiefer an Taille und Hüften.

Schritt 4 Führen Sie abschließend sanfte Kreisbewegungen um den Bauchnabel Ihres Partners durch. Setzen Sie dazu den Handballen Ihrer rechten Hand etwa eine Handbreit oberhalb des Bauchnabels weich auf die Haut. Beschreiben Sie sieben Kreise um den Nabel, wobei die Kreise immer kleiner werden und sich spiralförmig nach innen ziehen, bis Ihr Handballen auf dem Bauchnabel liegt. Gießen Sie ausreichend Öl auf den Bauch und kreisen Sie sehr sanft und ohne Druck. Wiederholen Sie dies dann auch in die andere Richtung.

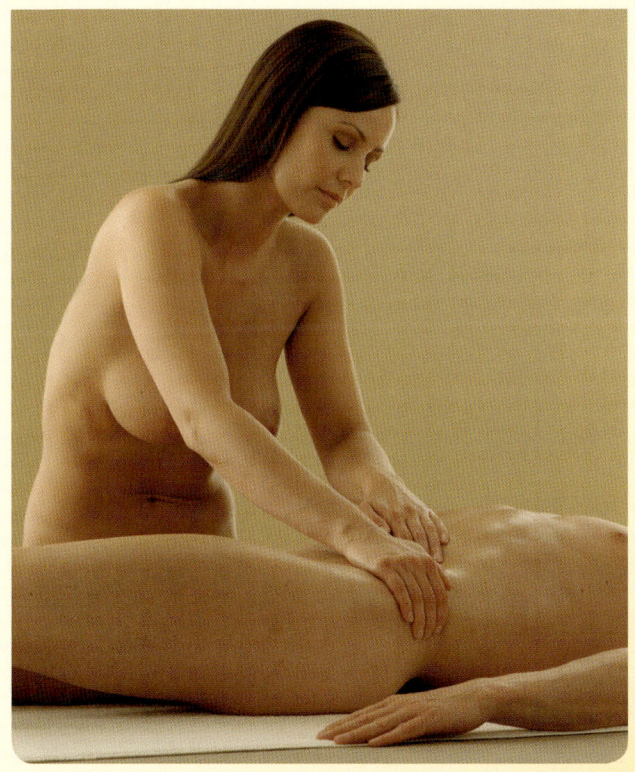

Massieren Sie auch die seitlichen Bauchpartien Ihres Partners.

STUFE 4 – Yoni- und Lingam-Massage

Im Tantra endet die sinnliche Massage mit der Stimulation der Geschlechtsorgane. Das bedeutet nicht automatisch, dass Sie Ihren Partner befriedigen sollen, denn im Tantra geht es um mehr als um den Orgasmus. Natürlich spricht nichts dagegen, Ihre Liebste oder Ihren Liebsten am Ende der Massage zum Orgasmus zu führen oder von der Massage nahtlos zum Liebesspiel überzugehen. Wichtig ist aber vor allem, dass Sie nicht dem Leistungsdenken verfallen oder sich zu irgendetwas verpflichtet fühlen. Der Orgasmus ist eine Möglichkeit, aber kein Muss.

Die Stimulation der Geschlechtsorgane hat im Tantra einen mythologischen Hintergrund: die Verehrung von Yoni, den weiblichen Genitalien, und Lingam, den männlichen Geschlechtsorganen. Yoni ist das Symbol der »Großen Göttin«, während der Lingam als Phallussymbol den höchsten männlichen Gott Shiva repräsentiert.

Denken Sie bei der Massage von Yoni und Lingam daran, dass es dabei nie nur um Sex geht. Das Liebkosen der männlichen oder weiblichen Genitalien bietet sowohl dem Gebenden als auch dem Empfangenden die Möglichkeit, spirituelle Geheimnisse der Sexualität zu ergründen. Männer können dabei erfahren, wie der Kontakt zum Ur-Weiblichen auch den Zugang zu ihrem eigenen Körper und ihrer eigenen Lust verändert – und für Frauen gilt umgekehrt dasselbe.

Bevor Sie beginnen ...

✱ Klären Sie Grenzen ab: Sie können den Großteil der Tantra-Massage auch mit einem Partner ausüben, den Sie – noch – nicht sehr gut kennen. Für die Stimulierung der Geschlechtsorgane gilt jedoch, dass Sie vorher klären sollten, ob Ihr Partner mit der Behandlung einverstanden ist. Und Sie sollten seine Grenzen unbedingt beachten.

✱ Verzichten Sie auf Massageöl-Mischungen. Die meisten ätherischen Öle reizen die Schleimhäute – das gilt selbst dann, wenn sie stark verdünnt sind. Im Bereich der Genitalien sollten Sie deshalb keine Massageöle verwenden, die ätherische Öle oder andere Zusätze enthalten. Falls Ihr Partner eine sehr empfindliche Haut hat, ist es am besten, im Intimbereich ausschließlich eine gute Gleitcreme auf Wasserbasis zu verwenden. Normalerweise wird aber auch reines Mandel- oder Jojobaöl gut vertragen. Bedenken Sie, dass Sie im Bereich der Schambehaarung sehr viel Öl benötigen.

✱ Achten Sie auf Sauberkeit. Saubere Hände und Fingernägel sollten bei der Tantra-Massage selbstverständlich sein. Das gilt erst recht für den Intimbereich, wo streng auf die Hygiene geachtet werden muss. Wenn Sie von der Körpermassage zur intimen Massage übergehen, sollten Sie Ihre Hände kurz in ein Schälchen mit Seifenwasser tauchen, das Sie zuvor bereitgestellt haben. Mit den Ölresten waschen Sie auch die ätherischen Öle ab und vermeiden dadurch Reizungen.

✳ Nehmen Sie eine bequeme Stellung ein: Um den Intimbereich Ihres Partners zu stimulieren, sollte er entspannt auf dem Rücken liegen. Sie können sich in Hüfthöhe neben ihn oder zwischen seine leicht gespreizten Beine setzen.

Die Yoni-Massage

✳ Beginnen Sie mit der Innenseite der Oberschenkel: Führen Sie mit den Handflächen langsame Striche vom Knie bis zur Leiste durch. Ölen Sie die Innen-, Unter- und Oberseite der Oberschenkel ein – dazu sollte Ihre Partnerin möglichst die Füße aufstellen und die Beine leicht spreizen.

✳ Führen Sie die Strichbewegungen vom Knie abwärts dann auch mit den Fingerkuppen durch. Wiederholen Sie dies mehrmals, jedoch dabei ohne die Scham Ihrer Partnerin zu berühren.

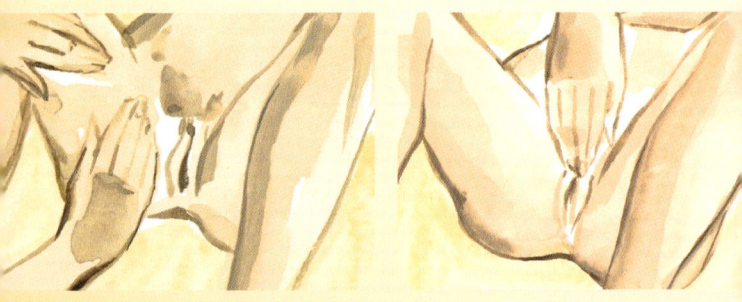

✳ Legen Sie eine Hand auf ihren Bauchnabel, die andere Hand legen Sie über den Schamhügel, sodass die Finger nach unten weisen und Ihr Mittelfinger auf der Klitoris Ihrer Partnerin ruht. Lassen Sie die Hände passiv liegen. Beobachten Sie den Atem Ihrer Partnerin und atmen Sie einige Male gemeinsam mit ihr ein und aus.

✳ Geben Sie nun etwas Gleitcreme oder reines Mandelöl in Ihre Handfläche. Massieren Sie das Öl mit der ganzen Handfläche über den Schamhügel und die äußeren Schamlippen Ihrer Partnerin. Führen Sie dabei kreisende Bewegungen mit

Bei der Yoni-Massage sollten Sie besonders behutsam vorgehen und auf die Reaktionen Ihrer Partnerin achten. Variieren Sie immer wieder Druck, Geschwindigkeit und Kreisrichtung.

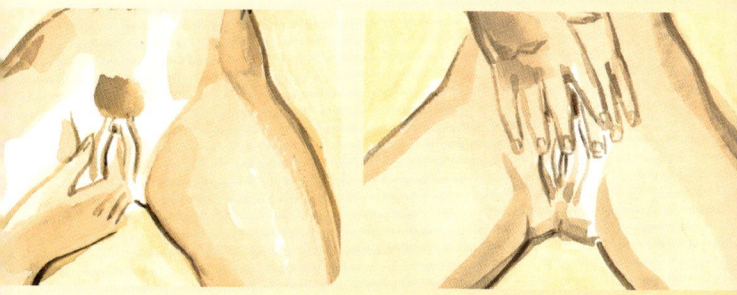

wenig Druck aus und gehen Sie großzügig mit dem Öl bzw. der Creme um.

✳ Umfassen Sie zunächst die linke äußere Schamlippe mit Daumen und Zeigefinger und fahren Sie mehrmals zärtlich auf- und abwärts. Lassen Sie die Finger immer wieder sanft nach oben und unten rollen – dabei können Sie die Schamlippe auch leicht nach außen ziehen. Wenden Sie diese Technik auch auf der rechten Seite an.

✳ Legen Sie beide Hände übereinander auf den Schamhügel Ihrer Partnerin – alle Finger weisen nach unten. Mit der unteren Hand, die direkt auf dem Schamhügel liegt, spreizen Sie die Schamlippen nun leicht auseinander; legen Sie dazu Zeige- und Mittelfinger an die äußeren Schamlippen und ziehen Sie die beiden Finger etwas auseinander. Mit dem Mittelfinger der oberen Hand stimulieren Sie nun die Klitoris. Führen Sie dazu kleine Kreisbewegungen durch – variieren Sie dabei sowohl den Druck als auch die Geschwindigkeit.

✳ Legen Sie Zeige- und Mittelfinger eng aneinander und führen Sie sie vorsichtig in die Yoni ein. Ihre Handfläche sollte dabei nach oben zeigen. Krümmen Sie die Finger leicht und führen Sie sie mehrmals langsam ein und wieder aus. Um die Bewegung zu variieren, können Sie die Hand dabei zwischendurch etwas hin und her drehen.

✳ Üben Sie mit den Fingerkuppen von innen sanften Druck in Richtung Bauchdecke aus und führen Sie vorsichtige kreisende Bewegungen durch – gleichzeitig können Sie den Unterbauch Ihrer Partnerin mit der anderen Hand von außen, und zwar oberhalb des Schambeins, sanft nach innen drücken. Vermindern Sie den Druck, falls die Massage für Ihre Partnerin unangenehm wird

❋ Ziehen Sie dann die Finger wieder langsam aus der Yoni und behandeln Sie abschließend nochmals die Klitoris Ihrer Partnerin mit sanften, kreisenden Bewegungen.

❋ Beenden Sie die Yoni-Massage, indem Sie wie am Anfang eine Handfläche auf den Bauchnabel und die andere auf die Scham legen – der Mittelfinger ruht dabei auf der Klitoris Ihrer Partnerin. Atmen Sie einige Sekunden lang synchron mit Ihrer Partnerin.

Tantra-Massage-Tipp

Bei der Massage der sehr empfindlichen Klitoris sollten Sie Druck, Geschwindigkeit und Kreisrichtung immer wieder variieren. Indem Sie auf den Atem Ihrer Partnerin achten, können Sie herausfinden, was ihr besonders gut tut. Für viele Frauen ist das Streicheln der Klitoris noch lustvoller, wenn zugleich ein oder mehrere Finger in die Vagina eingeführt werden. Auch sanfte Vibrationen können dabei sehr anregend wirken.

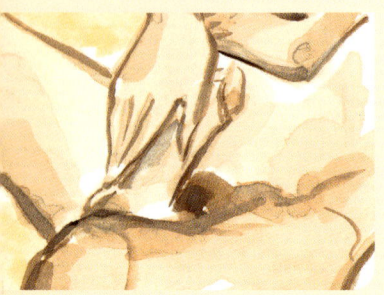 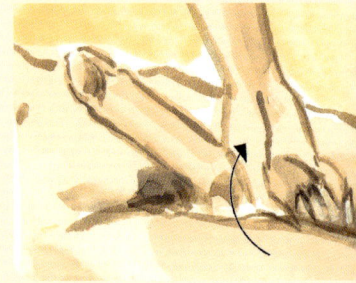

Die Lingam-Massage

✱ Beginnen Sie mit der Innenseite der Oberschenkel: Führen Sie mit den Handflächen langsame Striche vom Knie bis zur Leiste durch. Ölen oder cremen Sie die Innen-, Unter- und Oberseite der Oberschenkel ein – Ihr Partner sollte dazu seine Füße aufstellen und die Beine leicht spreizen.

✱ Führen Sie die Strichbewegungen vom Knie abwärts dann auch mit den Fingerkuppen durch. Wiederholen Sie dies mehrmals, ohne dabei jedoch den Intimbereich Ihres Partners zu berühren.

✱ Legen Sie eine Hand auf seinen Bauchnabel, die andere Hand legen Sie flach über den Penis, sodass die Finger nach unten in Richtung Hoden weisen. Lassen Sie die Hände passiv liegen und nur das Gewicht wirken. Beobachten Sie den Atem Ihres Partners und synchronisieren Sie die Atembewegung,

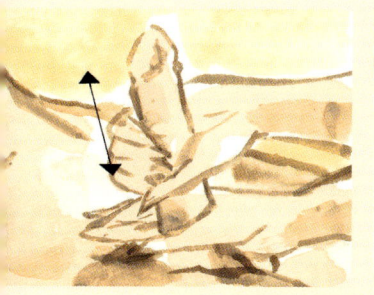 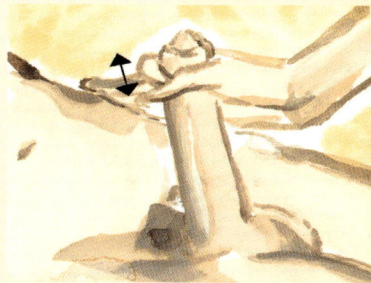

Was Ihr Partner bei der Lingam-Massage als angenehm empfindet, wird er Ihnen über seine Körpersignale verraten. Achten Sie darauf und passen Sie die Massage seinen Bedürfnissen an.

indem Sie versuchen, gemeinsam mit Ihrem Partner ein- und auszuatmen.

✳ Verwenden Sie etwas Mandelöl oder Gleitcreme, um Penis und Hoden gleichmäßig einzuölen bzw. einzucremen. Benutzen Sie dazu beide Handflächen, die abwechselnd zart vom Damm aus aufwärts über seinen Lingam streichen.

✳ Legen Sie eine Hand auf den Unterbauch Ihres Partners. Mit Mittel- und Zeigefinger der anderen Hand massieren Sie den Dammbereich mit kreisenden Bewegungen. Der Damm – auch als Perineum bezeichnet – liegt zwischen Anus und dem unteren Ansatz des Hodens. Hier befindet sich eine wichtige Energiezone, deren Stimulation sexuelle Blockaden löst. Lassen Sie Ihre Finger mehrmals sowohl im als auch gegen den Uhrzeigersinn kreisen und üben Sie mäßig starken Druck aus.

✳ Ölen oder cremen Sie den gesamten Hodenbereich mit kreisenden Bewegungen ein – lassen Sie dazu sowohl die flache Hand als auch die Fingerkuppen an beiden Hoden entlangkreisen.

✳ Schließen Sie Daumen sowie Zeige-, Mittel- und Ringfinger ringförmig um den linken Hoden Ihres Partners. Lassen Sie den Hoden zwischen Ihren Fingern mit wenig Druck kreisen – behandeln Sie auf diese Weise anschließend auch den rechten Hoden.

Tantra-Massage-Tipp

Manche Männer vertragen am Hoden erstaunlich starke Reize, während andere sehr zart angefasst werden wollen. Achten Sie deshalb immer auf die Reaktionen Ihres Partners. Die Stimulation des Hodens wird beim Sex meist vernachlässigt, was schade ist, da Frauen ihrem Partner dadurch unvergessliche Lustgefühle schenken können.

✳ Umschließen Sie den linken Hoden sanft mit der linken, den rechten mit der rechten Hand. Üben Sie dann einen leichten Zug aus und lassen Sie die Hände anschließend locker vibrieren.

✳ Wenden Sie sich nun dem Penis Ihres Partners zu: Hier dürfen Sie ruhig relativ viel Druck anwenden – zwischendurch sollten Sie allerdings auch sehr sanfte, streichelnde Techniken einsetzen, denn es ist gerade die Abwechslung, die von vielen Männern als besonders erregend empfunden wird.

✳ Fassen Sie den Lingam zunächst mit einer Hand wie eine Kerze, die vor Ihnen auf dem Tisch steht – die Handkante zeigt dabei nach unten, der Daumen nach oben. Führen Sie die Hand mehrmals auf und ab.

✳ Drehen Sie die Hand dann andersherum – so, als wollten Sie ein Glas Wasser ausschütten – Ihr Daumen zeigt dabei nach unten, und Ihr kleiner Finger liegt an der Eichel an. Lassen Sie die Hand wiederum einige Male auf und ab gleiten.

✳ Bilden Sie mit Daumen und Zeigefinger einen Kreis und spreizen Sie die anderen Finger ab. Umfassen Sie den Lingam knapp unterhalb der Eichel und schließen Sie den Fingerring, um die Vorhaut auf und ab zu schieben – variieren Sie dabei Druck und Geschwindigkeit.

✳ Verteilen Sie noch einmal eine größere Menge Gleitmittel oder Mandelöl in Ihrer rechten Handfläche. Halten Sie den Lingam mit der linken Hand am Schaft fest und ziehen Sie die Vorhaut nach unten. Mit der rechten Handfläche formen Sie eine kleine Schale und machen kleine Kreisbewegungen direkt auf der Eichel – führen Sie dies sehr zart durch und wechseln Sie zwischendurch die Kreisrichtung.

✳ Beenden Sie die Massage, indem Sie nochmals eine Hand auf seinen Bauchnabel, die andere Hand über den Penis legen. Lassen Sie die Hände passiv liegen und beobachten Sie den Atem Ihres Partners. Atmen Sie mit ihm im gleichen Rhythmus, indem Sie immer wieder gemeinsam ein- und ausatmen.

STUFE 5 – die Chakras verbinden

Die Tantra-Massage endet mit der fünften Stufe, bei der es darum geht, die drei wichtigsten Chakras miteinander zu verbinden: das Sexual-, das Herz- und das Stirn-Chakra. Diese drei Zentren, die im Westen oft nur als Bauch, Herz und Kopf bezeichnet werden, spielen im Tantra eine besondere Rolle. Die folgenden Techniken dienen dazu, das Gleichgewicht zwischen diesen drei Haupt-Chakras wiederherzustellen und zu pflegen.

Um die Energie zwischen den Chakras zum Fließen zu bringen, brauchen Sie vor allem innere Ruhe und etwas Übung im Visualisieren und Einfühlen. Wenn die Energie zu fließen beginnt, wird sie sich aufwärts bewegen, also von den unteren in die höheren Zentren. Auch wenn Sie sich bei dieser Technik nur auf drei der sieben Chakras konzentrie-

Die drei Haupt-Chakras
und ihre Bedeutung

✳ Das Sexual-Chakra repräsentiert den Bauch und die vitale Lebensenergie.

✳ Das Herz-Chakra repräsentiert die Liebe und die Zuneigung – nicht nur zum eigenen Partner, sondern zu allen Mitmenschen. Dieses Chakra hängt außerdem mit der Fähigkeit zusammen, positiv auf die Außenwelt zuzugehen.

✳ Das Stirn-Chakra repräsentiert die Weisheit, die Intuition und die Verbundenheit zu allem Seelischen.

ren, werden dadurch letztlich sämtliche Chakras aktiviert, da die Energie einfach von Zentrum zu Zentrum aufsteigt und weiterströmt. Das Aufsteigen der Energie geht mit einer tief greifenden Transformation der Sexualität einher: Anstatt sich ausschließlich von den Geschlechtsorganen lenken zu lassen und nur an die eigene Triebbefriedigung zu denken, erweitert sich die Sexualität um wesentliche partnerschaftliche Aspekte wie Herzenswärme und Weisheit.

Ziele dieser inneren Verwandlung sind nicht nur eine bessere Gesundheit, mehr Lebenslust oder intensivere Orgasmen. Es geht um mehr: Wie überhaupt im Tantra dreht es sich auch

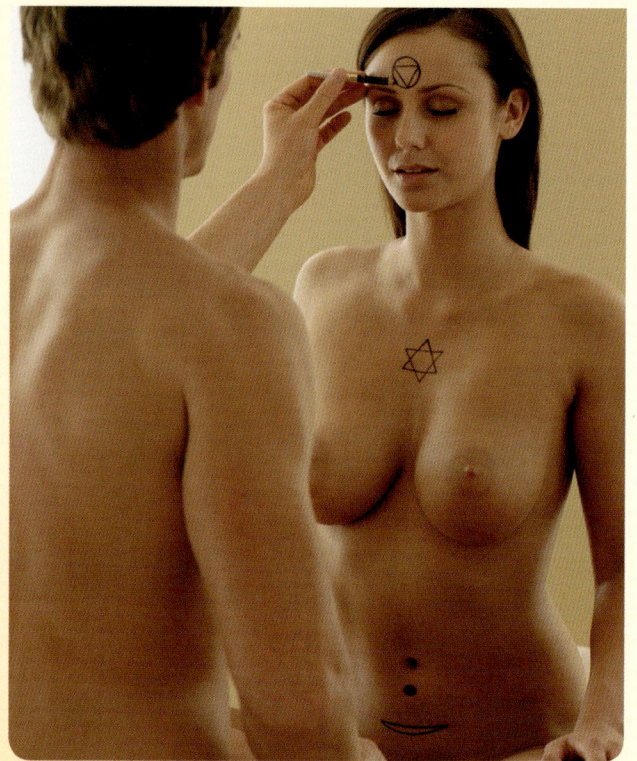

Das Aufmalen der Schutzzeichen unterstützt die Visualisierung.

bei der energetischen Stufe der Tantra-Massage darum, die Sexualität mit Seele zu füllen. Die Berührung von Körper zu Körper kann – und sollte – eine tiefe seelische Verbindung zwischen zwei Menschen ermöglichen.

Bevor Sie beginnen

Sie können das Verbinden der Chakras sowohl als letzte Stufe der Ganzkörperbehandlung als auch für sich genommen anwenden. Bei dieser Technik, die viel mehr eine innere als eine äußere Technik ist, ist es wichtig, dass beide Partner sich gut konzentrieren.

Eine Frage der Konzentration Da Sie während der Massage möglichst wenig sprechen sollten, ist es günstig, mit Ihrem Partner schon vorher zu besprechen, worauf er sich während der Chakra-Verbindung konzentrieren sollte. Im Folgenden finden Sie dafür einige Anhaltspunkte. Sie können Ihren Partner beispielsweise bitten:

* tief und entspannt zu atmen und zu spüren, wie mit jedem Atemzug Energie von den unteren Chakras aufwärts strömt;
* seine Energien zu sammeln und zu visualisieren, wie sie durch den ganzen Körper fließen;
* sich auf das Zentrum seiner Lust zu konzentrieren und zu spüren, wie sich dieses Zentrum im Beckenbereich auch auf die höheren Zentren ausdehnt.

Schutzzeichen aufmalen Sie können das Verbinden der Chakras unterstützen, indem Sie Schutzzeichen auf die Haut Ihres Partners malen. Zur Hautbemalung wird in Indien traditionell Henna verwendet – Henna gibt es als Paste und auch in Form von speziellen Stiften. Sie können aber auch einen Kajalstift verwenden. Wichtig ist nur, dass die Farben aus natürlichen Substanzen bestehen.

Die Schutzzeichen entsprechen elementaren Chakra-Symbolen. Sie helfen nicht nur dabei, die Energie zu bewahren und den Energiefluss anzuregen, sondern bieten laut Tantra auch einen Schutz vor negativen Einflüssen. Die magischen Zeichen schützen die Energie der Chakras, fördern die Lebenskraft, erhalten die Gesundheit und regen die sexuelle Vitalität sowie die spirituelle Entwicklung an.

✱ **Sexual-Chakra** Das Schutzzeichen ist eine liegende, nach oben geöffnete Mondsichel mit einem darüber liegenden

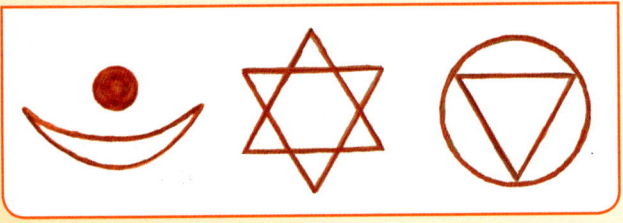

Die Schutzzeichen für Sexual-, Herz- und Stirn-Chakra

Punkt. Das Zeichen wird einige Fingerbreit unterhalb des Bauchnabels auf den Unterbauch gemalt.

* **Herz-Chakra** Dieses Zeichen setzt sich aus zwei Dreiecken zusammen, die sich überdecken. Das noch oben weisende Dreieck symbolisiert den männlichen Pol, das nach unten gerichtete den weiblichen. Das Zeichen wird in die Mitte der Brust zwischen die Brustwarzen aufgemalt.

* **Stirn-Chakra** Das Schutzzeichen ist ein nach unten gerichtetes Dreieck in einem Kreis. Es wird auf die Mitte der Stirn oberhalb der Nasenwurzel auf die Haut gemalt.

Die Praxis

Bitten Sie Ihren Partner, sich flach auf den Rücken zu legen, die Augen zu schließen und sich zu entspannen. Knien oder setzen Sie sich auf seine rechte Seite, etwa in Höhe der Rippen. Schließen Sie kurz die Augen und lassen Sie Ihre Gedanken zur Ruhe kommen. Öffnen Sie die Augen und malen Sie die Schutzzeichen für das Sexual-, das Herz- und das Stirn-Chakra auf Unterbauch, Brust und Stirn.

Sexual-Chakra und Herz-Chakra verbinden Legen Sie die rechte Hand auf den Unterbauch Ihres Partners. Ihr Handballen liegt zwei bis drei Fingerbreit unterhalb des Nabels – die Finger weisen nach unten und berühren die Vagina bzw. den Penis. Die linke Hand legen Sie flach auf die Mitte der Brust.

✳ Schließen Sie die Augen und bitten Sie Ihren Partner, sich auf Ihre Hände und den Energiefluss zu konzentrieren. Erspüren Sie den Atemrhythmus Ihres Partners und versuchen Sie, gemeinsam mit ihm zu atmen.

✳ Bleiben Sie sieben Atemzüge bei dieser Übung. Stellen Sie sich vor, wie die Lebensenergie in Ihrem Partner mit jedem Ausatmen von der unteren Hand zur oberen strömt.

Herz-Chakra und Stirn-Chakra verbinden Legen Sie die linke Hand auf die Stirn Ihres Partners; Ihr Handballen sollte dabei direkt auf der Stirnmitte liegen, während die Finger sich sanft an die Schädeldecke anschmiegen. Die rechte Hand legen Sie flach auf die Mitte der Brust, die Finger sind geschlossen.

✳ Schließen Sie die Augen und bitten Sie Ihren Partner, sich auf Ihre Hände zu konzentrieren und den Energiefluss zu visualisieren, der vom Herzen zur Stirn aufsteigt.

✳ Achten Sie auf den Atemrhythmus Ihres Partners und versuchen Sie, Ihren Atem mit seinem zu synchronisieren.

✳ Bleiben Sie sieben Atemzüge lang bei dieser Übung und stellen Sie sich vor, wie die Lebensenergie in Ihrem Partner sanft von der unteren zur oberen Hand fließt.

Sexual-Chakra und Stirn-Chakra verbinden Legen Sie die rechte Hand nochmals auf den Unterbauch Ihres Partners – der Handballen liegt etwas unterhalb des Nabels auf, die

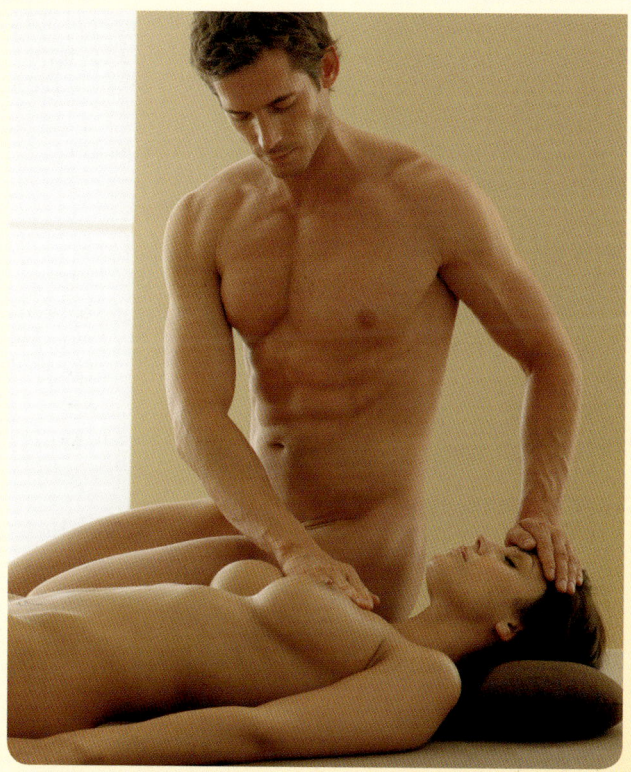

Verbinden Sie das Herz-Chakra mit dem Stirn-Chakra.

Finger zeigen nach unten und berühren die Schamregion. Die linke Hand lassen Sie mit dem Handballen auf der Stirnmitte liegen – die geschlossenen Finger liegen auf der Schädeldecke.

✳ Schließen Sie die Augen und bitten Sie Ihren Partner nochmals, sich einfach nur auf das Gewicht Ihrer Hände zu konzentrieren und dann einen Energiestrom zu visualisieren, der von unten nach oben durch alle Chakras fließt, sodass sich die Lebensenergie im ganzen Körper verteilen kann.

✳ Beobachten Sie wieder den Atemrhythmus Ihres Partners und versuchen Sie, gemeinsam mit ihm zu atmen. Bleiben Sie sieben Atemzüge lang bei dieser Übung.

Abschluss der Tantra-Massage

Um das Verbinden der Chakras und damit die Tantra-Massage zu beenden, lösen Sie die Hände vorsichtig und behutsam von Ihrem Partner. Geben Sie ihm etwas Zeit, die Berührungsimpulse zu verarbeiten und sich zu entspannen. Umarmen Sie sich im Sitzen oder Liegen und spüren Sie den Wirkungen der Tantra-Massage gemeinsam nach.

Wenn Sie möchten, können Sie sich anschließend noch etwas Zeit nehmen, um miteinander über Ihre Erfahrungen zu sprechen – was besonders schön war und was sich möglicherweise nicht so gut angefühlt hat. Aber bedenken Sie: Im Tantra gibt es keine Fehler – es geht um Austausch und darum, die Massage und die Zweisamkeit immer inniger zu gestalten.

Register

Impressum

© 2009 by Südwest Verlag, einem Unternehmen der Verlagsgruppe Random House GmbH, 81673 München

Hinweis

Das vorliegende Buch ist sorgfältig erarbeitet worden. Dennoch erfolgen alle Angaben ohne Gewähr. Weder Autor noch Verlag können für eventuelle Nachteile oder Schäden, die aus den im Buch gegebenen Hinweisen resultieren, eine Haftung übernehmen.

Bildnachweis

Fotografie Nicolas Olonetzky, München
Styling: Jacqueline Weber, München
Haare/Make-up Shannah Pryatel
AKG, Berlin: 6/7 (Werner Forman); Pfau Wolfgang, Baldham: 138 ; Südwest Verlag, München: 23/Illustration (Sabine Lauf), 24/25 (Anja Schwarz), 126/127, 130/131 (Beate Brömse)

Redaktionsleitung
Karin Stuhldreier

Projektleitung Sven Beier

Redaktion Dr. Ulrike Kretschmer

Layout, DTP, Projektrealisation
v*büro – Jan-Dirk Hansen

Leitung der Fotoproduktion
Sabine Kestler

Umschlag
R.M.E. Eschlbeck/Kreuzer/
Botzenhardt

Druck und Bindung
Těšínská tiskárna a.s., Český Těšín

Printed in the Czech Republic

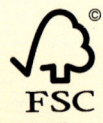

FSC

Mix
Produktgruppe aus vorbildlich
bewirtschafteten Wäldern,
kontrollierten Herkünften und
Recyclingholz oder -fasern

Zert.-Nr. SGS-COC-004278
www.fsc.org
© 1996 Forest Stewardship Council

ISBN 978-3-517-08512-8

9817 2635 4453 6271